儿童常见病
特效穴位速查手册

主　编　王立新　吴正红

副主编　王成元　马颖桃　王宇峰　邓永志

编　委　李　颖　马娜娜　李　鹏　曾　芸

　　　　王玉蛟　季少君　付黎明　王嘉桔

中国中医药出版社
·北京·

图书在版编目（CIP）数据

儿童常见病特效穴位速查手册 / 王立新，吴正红主编 . —北京：中国中医药出版社，2015.10
（2024.12重印）

ISBN 978-7-5132-2768-1

Ⅰ．①儿⋯　Ⅱ．①王⋯　②吴⋯　Ⅲ．①小儿疾病—穴位按压疗法—手册　Ⅳ．① R245.9-62

中国版本图书馆 CIP 数据核字（2015）第 202831 号

中国中医药出版社出版

北京经济技术开发区科创十三街 31 号院二区 8 号楼

邮政编码　100176

传真　010-64405721

河北省武强县画业有限责任公司印刷

各地新华书店经销

开本 889×1194　1/16　印张 9　字数 174 千字

2015 年 10 月第 1 版　2024 年 12 月第 8 次印刷

书号　ISBN 978 - 7 - 5132 - 2768 - 1

定价　50.00 元

网址　www.cptcm.com

服 务 热 线　010-64405510

购 书 热 线　010-89535836

维 权 打 假　010-64405753

微信服务号　zgzyycbs

微商城网址　https://kdt.im/LIdUGr

官 方 微 博　http://e.weibo.com/cptcm

天猫旗舰店网址　https://zgzyycbs.tmall.com

如有印装质量问题请与本社出版部联系（010-64405510）

主编介绍

王立新，男，1957 年生。当代著名小儿推拿专家，长春市名医，长春中医药大学教授、主任医师、硕士生导师，广东省中医院主任导师。现任长春中医药大学附属医院（吉林省中医院）推拿科副主任、小儿推拿科主任，世界中医药学会联合会小儿推拿专业委员会会长，国家中医药管理局中医医疗技术小儿推拿技术协作组负责人，国家中医药管理局推拿重点专科小儿腹泻、小儿尿频优势病种负责人，国家执业医师考试命审题专家，吉林省中西医结合学会推拿专业委员会副主任。

王立新教授从事小儿推拿临床、教学 30 多年，一直坚持工作在小儿推拿临床一线岗位，积累了丰富的临床经验，是国内少数几个既从事小儿推拿临床又从事教学，并有 30 多年实践经验的小儿推拿专家之一。其对小儿推拿理论有很深的造诣，对小儿推拿的手法、选穴具有深入的研究，运用小儿推拿手法治疗多种儿科常见病、多发病及疑难杂症，具有良好的效果。并对小儿推拿理论及新生儿疾病的推拿治疗提出了许多独到的见解，是中国小儿推拿领域的领军人物之一。

近十年来，王立新教授先后完成了小儿推拿方面的国家级、省部级科研课题 20 多项；先后获"吉林省科技进步奖" 4 项，"吉林省中医药科学技术奖" 1 项，国际发明博览会铜奖 1 项；获小儿推拿方面的国家专利 7 项；先后主编及参编《实用小儿推拿方略》等著作 10 多部，发表论文 10 多篇。

吴正红，男，1962 年生。出生于中医世家，原武汉市中医院儿科主任、主任医师。从事小儿推拿及中医临床多年。曾获得多项科研成果，研制成功国内首款小儿推拿计算机诊疗软件，先后获得武汉市科技技术成果奖和湖北省重大科技技术成果奖。主编及参编著作 4 部。现任中医药学会武汉分会儿科专业委员会委员、世界中医药学会联合会小儿推拿专业委员会副会长。

前言

儿童推拿是中医传统疗法中的重要组成部分，起于秦汉，兴于明清，它主要是通过手法的施术，刺激患儿体表的穴位或部位，调和气血，疏通经络，调整脏腑功能，进而达到"防病治病"之目的，适用于新生儿至14岁的儿童。儿童推拿疗法具有方法简单（容易学习掌握）、治疗方便（无需特殊的设备、条件制约）、疗效显著（无需打针服药）、无毒副作用等特点。该疗法对儿童常见病、多发病都有良好的疗效，既可以治疗疾病，也可以强身保健，预防疾病；既可以单独使用，也可以与其他疗法联合应用。

本书将编者在该领域中的教学及临床实践经验总结融入其中。本书的编撰是集治疗及保健于一体，融预防和医疗为一书，疗效切实可靠，论述通俗易懂，实用性强。适用于医学院校实习生、初入临床工作者，以及儿童家长、育婴人员等使用。望读者能仔细阅读，按图练习手法，根据患儿所表现出来的症状，对症取穴，给患儿进行推拿治疗。

本书包括儿童推拿概述、常用手法、特效穴位、常见疾病的推拿治疗四个部分。文字简明，附图清晰，内容逐层深入，利于初学者快速入门及临床工作者对相关理论的快速查阅。

本书在编写过程中，得到了长春中医药大学及附属医院各位领导、国内多位同行的大力支持，并提出了许多修改意见和建议，使本书得以顺利完成，在此深表感谢！

由于水平有限，欠妥和错误之处在所难免，希望各位同道及广大读者提出宝贵的意见和建议，以便再版时修订提高。

《儿童常见病特效穴位速查手册》编委会

2015 年 8 月

目 录

第三章 特效穴位

第四章 常见疾病的推拿治疗

第一章　概　述

儿童推拿疗法是中医儿科外治法中的一个重要组成部分，又称儿童按摩疗法。它是一种通过运用特定的手法，刺激某些穴位来治疗疾病的方法，具有操作方法简单、疗效明显、无痛苦、在正确应用的前提下无副作用、患儿依从性好等特点。这种治疗方法既可以由专职的儿童推拿医生来操作，一些常见的病证也可以由患儿家长在掌握一些简单的基本知识后自己来进行治疗，所以极大地便利了患病的儿童及家长。

我们在学习和运用儿童推拿时，首先应该了解以下几个方面的内容：

一　儿童推拿的介质

介质是儿童推拿治疗时常用到的一种物质。它可以起到滑润皮肤及增强手法治疗效果的作用。

1. 常用介质的种类

主要有滑石粉、爽身粉、痱子粉、葱姜水、薄荷水，以及某些专用介质（如退热介质、止咳介质）等。

2. 常用介质的制作

（1）葱姜水：取大葱 1 棵（只用葱白约 10g），用手撕成数条，鲜姜 1 块（约 10g），切成片，加水 200mL，一同放入锅中烧煮，水开即可，晾凉备用。

（2）薄荷水：取鲜薄荷叶 20 余片，或薄荷饮片 5g，加水 200mL，一同放入锅中烧煮，水开即可，晾凉备用。

（3）滑石粉：药店有售。

（4）爽身粉、痱子粉：商店有售。

二 儿童推拿的操作顺序

推拿操作时，先做哪些穴位，后做哪些穴位，没有固定的模式，可以参考以下几种顺序进行：

1. 先做上肢部穴位，后做头面部穴位，之后做躯干部穴位，最后做下肢部穴位。这种顺序的特点是容易记忆，不至于遗漏应该操作的穴位。

2. 先做刺激量小的穴位，后做刺激量大的穴位。这种顺序的特点是儿童容易接受，不至于拒绝治疗。

3. 先做主穴，后做配穴。这种顺序的特点是重点穴位突出。

除特殊需要外，一般选择上述 3 种顺序的任意一种进行操作。

在推拿穴位的操作过程中，一般上肢部穴位取单侧即可，习惯上只取左侧而不取右侧，因为左侧上肢部穴位较右侧方便操作。当然，也可以只取右侧而不取左侧。其他部位的穴位往往取双侧。

三 穴位的操作时间或操作次数

穴位的操作时间或操作次数，是指在一个穴位上运用手法操作时间的长短或次数的多少。在不同的情况下，在同一个穴位上运用手法时，操作时间或次数是不可能完全一样的，而应该根据不同的患者、不同的病情适当地加以变化，主要由以下几种因素决定：

1. 患者的年龄

一般书里记载的操作时间或操作次数，是指 6 个月至 1 周岁年龄段患儿的常用数量，而患者年龄较大时，操作时间或操作次数也应相应增加，反之则相应减少。本书中关于操作时间和次数的问题，也是以此年龄段为基本操作标准的。

2. 患者病情的轻重

患者病情较重时，推拿操作的时间或次数常常相应增加；病情较轻时，操作时间或次数也可酌情减少。

3. 手法刺激量的大小

在一个穴位上，如果运用手法时刺激强度较大，操作时间则要相应减少；刺激强度较小时，操作时间则要相应增加。

4. 是否作为主穴应用

当某个穴位针对疾病的主要症状起到主要治疗作用时，推拿操作的时间常常相应延长；作为配穴应用时，操作时间可酌情减少。

四 儿童推拿的穴位定位方法

儿童推拿的穴位定位在儿童推拿治疗过程中具有重要的意义，定位的准确与否往往直接影响治疗的效果。那么，怎样才能既简单快捷又能准确无差错地找到穴位呢？其实也比较简单，主要应该掌握以下几种方法：

1. 特殊体表标志定位法

首先找到应该明确的体表标志，常用的像五官、毛发、爪甲、乳头以及骨节凸起和凹陷、关节、肌肉、皮肤，随活动而出现的孔隙、凹陷、皱纹等，然后再去定位穴位。例如：囟门穴就是位于小儿的前头囟部位。掌握了小儿前头囟的所在部位，囟门穴自然也就找到了。

2. 同身寸法

同身寸法是用手指比量取穴的方法，又称"指寸法"。以中指屈曲时，中节内侧两端纹头之间作为 1 寸，或以拇指指关节的横度作为 1 寸；将食指、中指、无名指、小指相并，以中指第二节为准，量取四指之横度作为 3 寸。

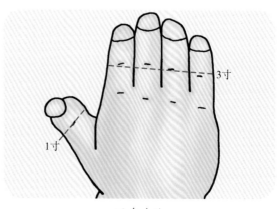

同身寸法

3. 简便取穴法

通常是应用一些特定的手式寻找穴位，或通过体表连线的交点取穴。例如，两手虎口自然平直交叉，在食指端到达处为列缺穴；垂肩屈肘取章门穴；两耳角直上连线的中点处取百会穴等。

五　儿童推拿的适应证

儿童推拿疗法的适应证广泛，儿科的大部分病症都可应用，尤以消化系统、呼吸系统及神经系统的功能性疾患疗效最为显著。此外，对泌尿系统、运动系统疾病及新生儿病症，也有良好的治疗效果。对于部分病症，如泄泻、遗尿、功能性尿频、功能性尿潴留、夜惊等常作为首选疗法应用。

儿童推拿疗法主要用于学龄前儿童，特别是 3 周岁以内的小儿，疗效显著。对于部分病症，可以用于年龄偏大的儿童，甚至可以用于成人。

六　儿童推拿的禁忌证

应用儿童推拿疗法治疗疾病时，出现以下情况应加以注意：

1. 皮肤有破损处，如烧伤、烫伤、擦伤、裂伤及生有疮疖等，破损的局部不宜推拿。

2. 各种恶性肿瘤及严重的心、肝、肺、肾病患者，应慎用推拿。

3. 某些感染性疾病，如蜂窝织炎、骨结核、骨髓炎、丹毒等，局部不宜推拿。

4. 骨折的早期、脱位等病症，局部不宜推拿。

5. 对于危重病人，应在积极应用其他治疗方法的同时，酌情进行推拿治疗。

至于有些书籍所记载的关于传染病患儿或 6 个月以内的小儿不能推拿等说法，是缺乏科学依据的，可以不予采信。

七 儿童推拿的注意事项

儿童推拿在施术时有以下几点应该注意：

1. 施术者应修剪指甲，长短适度，以免操作时损伤患儿皮肤。

2. 施术者应保持两手清洁，并使双手温度适当，尤其是在寒冷的季节，施术者的双手要保持一定的温度才可以为患儿推拿，否则可能会引起患儿的不适，进而拒绝接受治疗。

3. 施术者要耐心、细心地操作，操作手法应严格按照要求完成。所操作的穴位一定要定位准确，不能应付了事，否则会影响疗效。

4. 治疗室内要保持一定的温度，不可过凉或过热，空气要新鲜。

5. 治疗时要尽量保持患儿安静，在利于手法操作的前提下，应让患儿的体位尽可能舒适。

6. 对体表有表皮破损处，不宜推拿。

7. 对于一些急腹症，不能简单地以为是功能性腹痛而加以推拿治疗，以免贻误病情。

第二章　　　常用手法

儿童推拿疗法的治疗作用是通过两大部分来完成的，一是手法，二是穴位。手法是用来刺激穴位的，也就是说，掌握正确的手法是推拿治疗疾病的先决条件，手法掌握的正确与否，应用合理与否，直接关系到治疗效果的好坏，也会直接影响穴位治疗作用的发挥。

儿童推拿的手法在具体操作时还应注意：动作轻快柔和，除特殊需要外，所用的手法都应该体现出轻柔的特点，操作频率相对也较快。此外，还应注意动作要平稳着实，简单地说就是手法操作时一定要紧贴在穴位上，不可脱离体表。

一　拇指直推法

术者用拇指桡侧缘或指面贴在穴位上，做由一点到另一点的单方向直线移动。

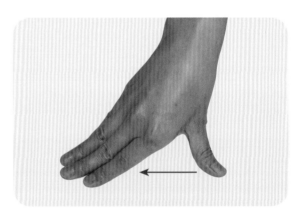

拇指直推法

二　食、中二指直推法

术者用食、中二指指面贴在穴位上，做由一点到另一点的单方向直线移动。

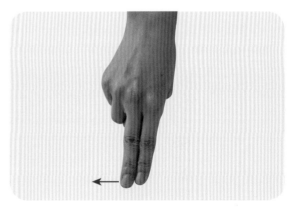

食、中二指直推法

三 分推法

术者用双手拇指桡侧缘（或指面）或食、中二指指面贴在穴位上，做由穴位中央向两侧的分向推动。

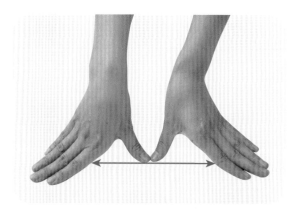

分推法

四 指揉法

术者用拇指（或中指）指端吸定于穴位上，以腕关节回旋活动，或以腕关节和掌指关节屈伸旋转为主动，带动前臂做顺时针或逆时针方向旋转活动。

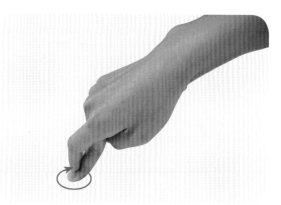

指揉法

五 掌揉法

术者用掌根吸定于穴位上，通过腕关节回旋活动，带动前臂做顺时针或逆时针方向旋转活动。

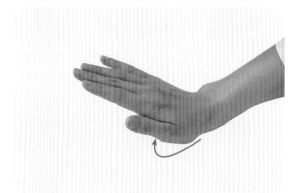

掌揉法

六 大鱼际揉法

术者用大鱼际吸定穴位上，以腕关节回旋活动，带动前臂做顺时针或逆时针方向旋转活动。

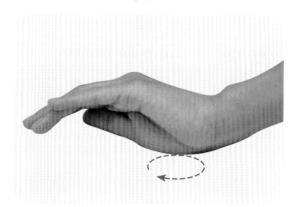

大鱼际揉法

七 掌摩法

术者用掌心或全掌贴在穴位上，以腕关节屈伸旋转动作，带动前臂做顺时针或逆时针方向环旋抚摩动作。

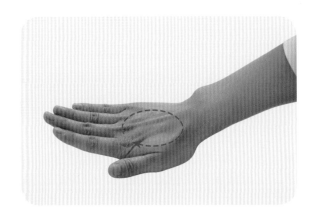

掌摩法

八 指摩法

术者将食指、中指、无名指及小指指面并拢，将指面贴在穴位上，以腕关节屈伸旋转动作，带动前臂做顺时针或逆时针方向环旋抚摩动作。

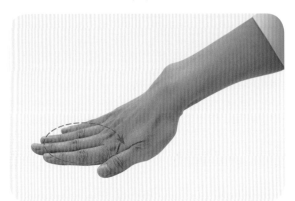

指摩法

九 运法

术者用拇指指面贴在穴位上，做由此往彼的环行或弧形摩擦移动。

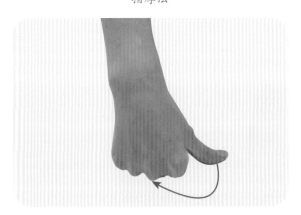

运法

十 掐法

术者用拇指指甲在垂直方向用力刺激穴位。

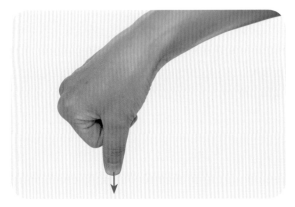

掐法

十一 | 捏法

操作方法有两种：

（1）术者双手食指屈曲，用食指桡侧缘顶住皮肤，拇指前按，两指同时用力提拿皮肤，双手交替捻动向前。

（2）术者用双手拇指桡侧缘顶住皮肤，食、中二指或其余四指前按，相对用力捏拿皮肤，双手交替捻动向前。

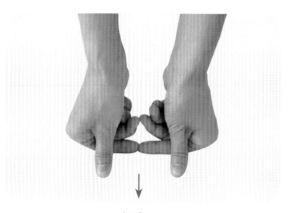

捏法 一

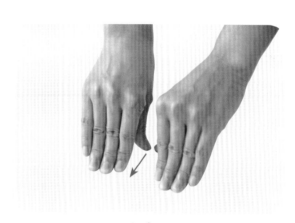

捏法二

十二 | 捣法

术者用中指中节有节律地叩击穴位。

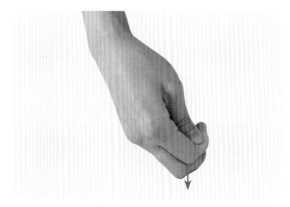

捣法

十三 擦法

术者用手掌面、大鱼际或小鱼际部分，着力于一定部位上，进行直线来回摩擦。

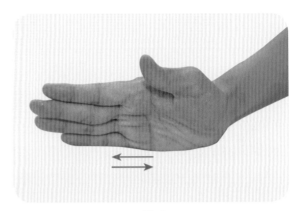

擦法

十四 搓法

术者用双手掌面夹住一定部位，相对用力快速揉搓，并同时做上下往返移动。

注意：搓动时双手用力要对称，搓动要快，移动要慢。

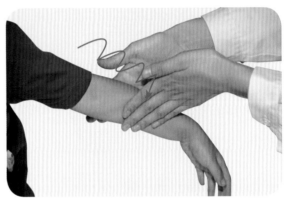

搓法

十五 按法

术者用拇指指端或指腹逐渐用力按压穴位。

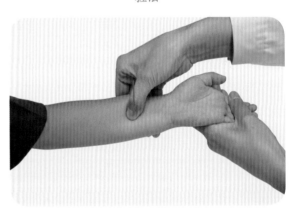

按法

十六 拿法

术者用大拇指和食、中二指（或用大拇指和其余四指）对称用力，提起一定部位或穴位，进行拿捏动作。

注意：用力要由轻到重。

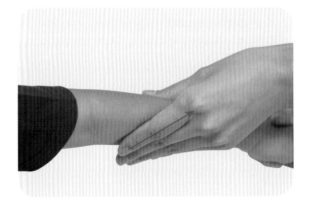

拿法

第三章 / 特效穴位

头面颈项部穴位

1. 天门

位置：两眉之间向上至前发际呈一直线。

操作方法：术者用两手掌面及四指扶住患者的头部，用两拇指交替由印堂向上直推至前发际，称开天门。推 50 ～ 100 次。

适应证：外感表证、发热、恶寒、无汗、头痛、夜啼、惊惕不安、烦躁不宁、惊风、屈光不正、畏光羞明、迎风流泪、目赤疼痛、眼睑下垂等病症。

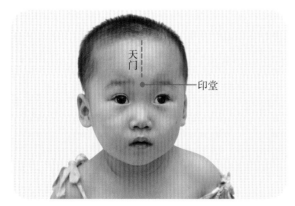

天门

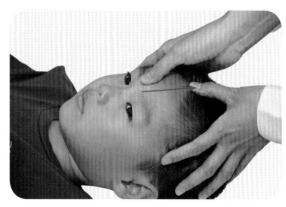

开天门

2. 坎宫

位置： 由眉头沿眉至眉梢呈一横线。

操作方法： 术者用两手固定患者头部，用两拇指由眉头沿眉向眉梢做分推，称推坎宫。推 50 ～ 100 次。

适应证： 外感表证、发热、恶寒、头痛、夜啼、惊风、屈光不正、眼睑下垂、目赤疼痛、近视、弱视、斜视等病症。

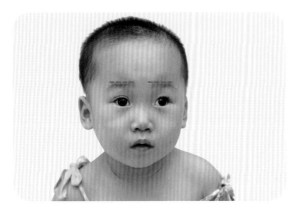

坎宫

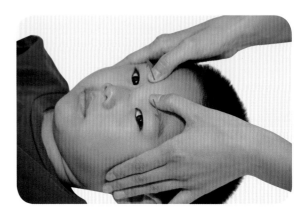

推坎宫

3. 太阳

位置： 眉外梢与目外眦连线中点向后一横指。

操作方法： 术者两手四指扶住患者头部，用两手拇指指端或螺纹面在穴位处做揉法，称揉太阳，揉 50 ～ 100 次；用两拇指在穴位上由前向后做直推，称推太阳，推 50 ～ 100 次。

适应证： 外感表证、感冒、发热、恶寒、无汗、头痛、头晕、屈光不正、口眼㖞斜、弱视、斜视、目赤、迎风流泪等病症。

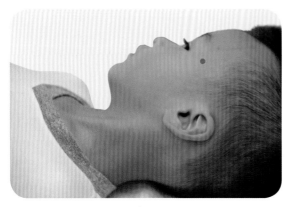

太阳

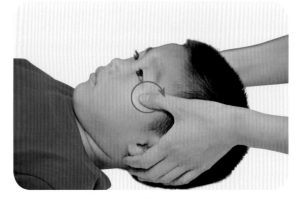

揉太阳

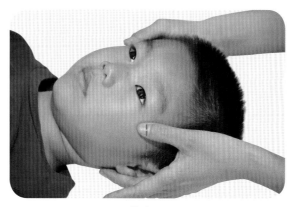

推太阳

4. 耳后高骨

位置：耳后高骨下方凹陷处。

操作方法：术者用双手分别附于患者头部两侧偏上处，用两手中指端着力在穴位处按揉，称揉耳后高骨。揉 50 ~ 100 次。

适应证：外感表证、感冒、发热、头痛、惊风、神昏、惊啼、烦躁不安等病症。

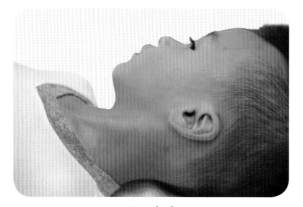

耳后高骨

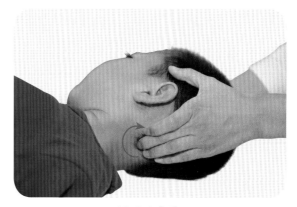

揉耳后高骨

5. 迎香

位置：鼻翼外缘中点旁开约 0.5 寸，当鼻唇沟中，左右各一。

操作方法：术者用双手分别附于患者头部两侧偏上处，用双手拇指指端按在鼻翼旁两穴处揉动，称揉迎香。揉 30 ~ 50 次。

适应证：感冒、鼻塞、流涕、慢性鼻炎、口眼㖞斜等病症。

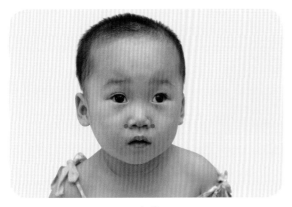

迎香

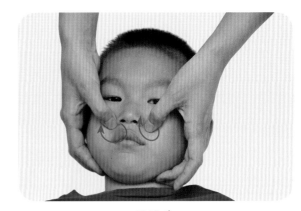

揉迎香

6. 人中

位置： 鼻唇沟中上 1/3 交界处。

操作方法： 术者拇指伸直，手握空拳，用拇指指甲着力，逐渐用力掐之，称掐人中。掐 5 ～ 10 次或醒后即止。

适应证： 神昏、谵语、窒息、惊厥、惊风、抽搐、癫痫发作、角弓反张、遗尿、面瘫等病症。

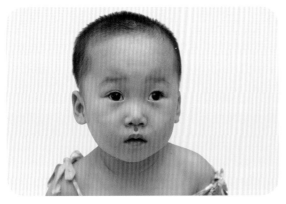

人中

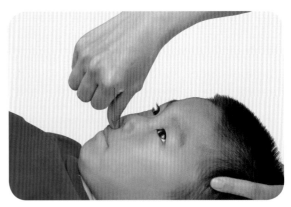

掐人中

7. 牙关

位置： 咀嚼时咬肌隆起最高点。

操作方法： 术者用双手分别附于患者头部两侧偏下处，用两手中指指端着力在穴位处按揉，称按揉牙关。揉按 30 ～ 50 次。

适应证： 牙关紧闭、牙痛、口眼㖞斜、流口水、面瘫、面部疼痛等病症。

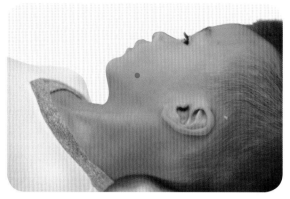
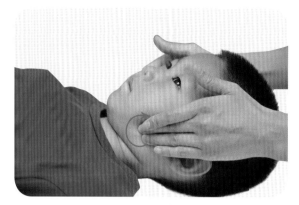

牙关 　　　　　　　　　　　　　　　　　按揉牙关

8. 囟门

位置： 前发际正中直上 2 寸，百会前骨陷中，即小儿的前头囟。

操作方法： 术者用一手拇指或四指指端着力在穴位处按揉，称揉囟门；用掌心摩，称摩囟门；用拇指由前向后做直推，称推囟门。各操作 50～100 次。正常情况下，前囟在生后 12～18 个月之间才闭合，故临床操作时不可用力按压。一般小儿囟门未闭合时，多采用摩法或推法，囟门闭合后则多采用揉法或摩法。

适应证： 惊风、抽搐、夜惊、鼻塞不通、鼻衄、头痛、神昏烦躁等病症。

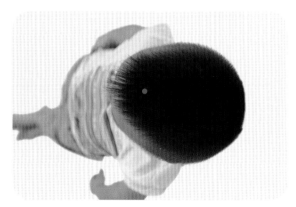
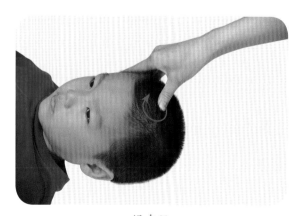

囟门 　　　　　　　　　　　　　　　　　揉囟门

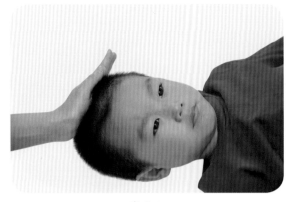

摩囟门

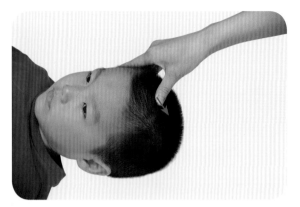

推囟门

9. 百会

位置：前后正中线和两耳尖连线的交点处。

操作方法：术者一手扶住患者头部，用另一手指端着力按揉，称按揉百会。揉 50 ~ 100 次。

适应证：惊风、目眩、脱肛、遗尿、夜惊、头痛、智力低下、解颅、脑积水、脑瘫、癫痫等病症。

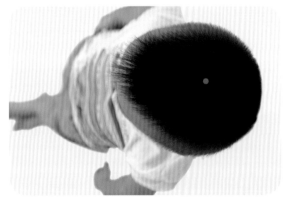

百会

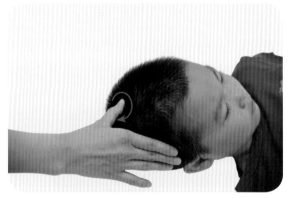

按揉百会

10. 风池

位置：后头部，乳突向后 1.5 寸。

操作方法：术者用一手拇指及食、中二指分别着力于两侧风池穴，相对用力提拿或按揉，称拿风池或揉风池。提拿 10 ~ 30 次，揉 30 ~ 50 次。

适应证：感冒、头痛、发热、目眩、颈项强痛等病症。

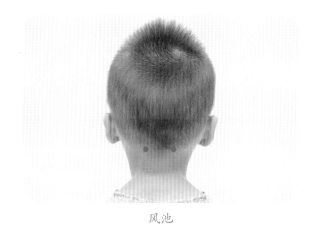

风池

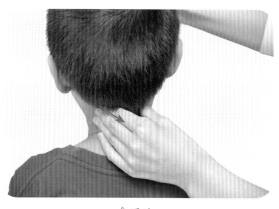

拿风池

11. 天柱骨

位置： 颈后发际正中向下至大椎穴呈一直线。

操作方法： 术者用一手拇指桡侧或食、中指螺纹面，自后发际向下直推至大椎，称推天柱骨，推 100 ~ 300 次；或手握汤匙、铜钱、玉环等器具，用其光滑的边缘着力，蘸润滑液，在治疗部位的皮肤处由上向下刮，刮至皮下轻度瘀血即可，称刮天柱骨。

适应证： 恶心、呕吐、发热、项强、咽喉肿痛、发热等病症。

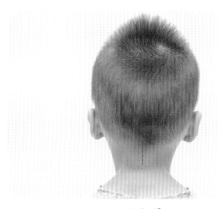

天柱骨

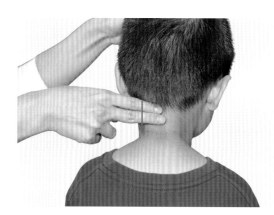

推天柱骨

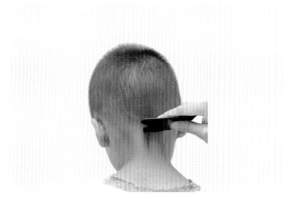

刮天柱骨

12. 桥弓

位置： 在颈部两侧，沿胸锁乳突肌呈一直线。

操作方法： 术者一手扶患者头部，使头偏向一侧，充分暴露患侧胸锁乳突肌。另一手拇、食两指着力于胸锁乳突肌两侧缘，相对用力做揉、抹、拿，称揉桥弓、抹桥弓、拿桥弓。揉桥弓10～20分钟，抹桥弓30～50次，拿桥弓15～20次。

适应证： 肌性斜颈、落枕、高血压等病症。

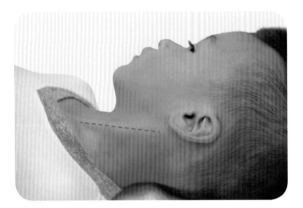

桥弓

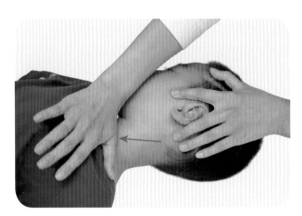

抹桥弓

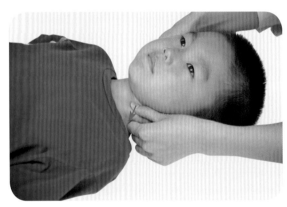

拿桥弓

二 胸腹部穴位

1. 天突

位置： 胸骨柄上方凹陷处。

操作方法： 术者一手扶住患者以固定，另一手拇指指端左右环转揉动天突穴，称揉天突，揉

30 ～ 50 次；术者用两手拇、食指捏住局部皮肤，相对用力向中央对称挤捏，使局部皮肤变成紫红色或紫黑色，称挤捏天突。

适应证：咳嗽、喘促、痰喘、干咳、痰壅气急、恶心、呕吐、食滞胃脘、误食毒物等病症。

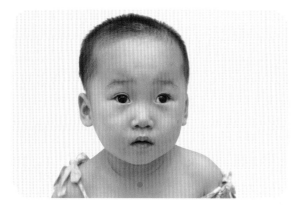

天突

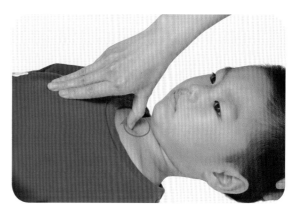

揉天突

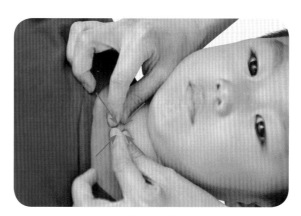

挤捏天突

2. 膻中

位置：胸骨正中，两乳头连线的中点处。

操作方法：术者用一手拇指或食、中二指指端揉，称揉膻中，揉 30 ～ 50 次；用手掌侧或小鱼际沿患者身体横轴或纵轴方向做较快速的直线来回摩擦，称擦膻中，擦至局部发热；用两拇指自膻中穴向两侧分推，称分推膻中，分推 50 ～ 100 次。

适应证：咳嗽、痰鸣、吐痰不利、哮喘、气促、胸闷、呃逆、呕吐等病症。

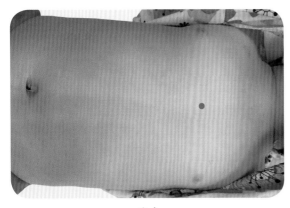

膻中

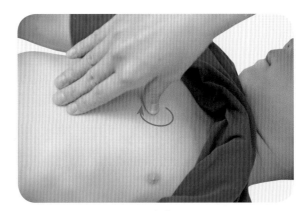

揉膻中

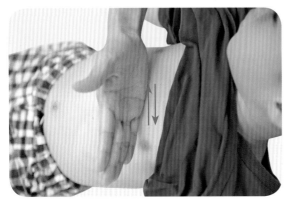

擦膻中

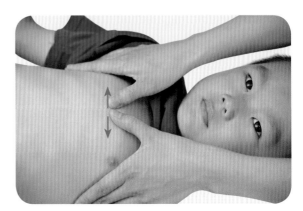

分推膻中

3. 胁肋

位置： 两腋下至天枢穴处。

操作方法： 令人抱患儿于怀中，对于年龄较大的儿童，最好令其两手交叉搭在两肩上，术者用两手掌从患儿两腋下沿胁肋，搓摩到天枢穴处，称搓摩胁肋，又称按弦走搓摩。搓摩50～100次。

适应证： 痰鸣、咳喘、痰壅、胸闷、腹胀、胁痛、疳积、食积、气逆、肝脾肿大等病症。

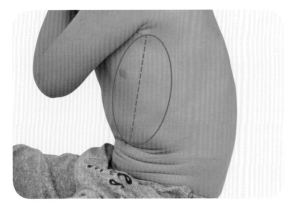

胁肋

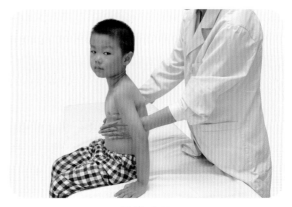

搓摩胁肋

4. 中脘

位置：前正中线，脐上 4 寸。

操作方法：术者用一手中指指端或大鱼际揉，称揉中脘。揉 30 ～ 50 次。

适应证：腹泻、腹痛、厌食、食欲不振、呕吐、腹胀、嗳气、呕恶、疳积等病症。

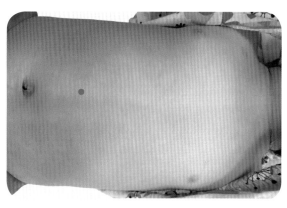

中脘

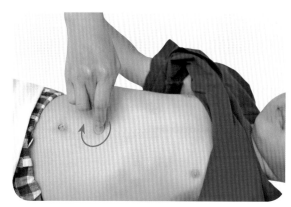

揉中脘

5. 腹（腹阴阳）

位置：整个腹部。

操作方法：术者用手掌面在腹部体表做顺时针或逆时针方向环旋抚摩，称摩腹，一般顺时针方向为泻法，逆时针方向为补法，摩 100 ～ 300 次；术者用两手掌面，自腹部正中线向两侧做分向推动，称分腹阴阳，推 50 ～ 100 次。

适应证：腹泻、腹痛、恶心、厌食、呕吐、腹胀、疳积、便秘、消化功能紊乱等病症。

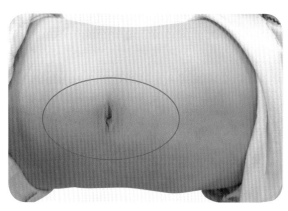

腹

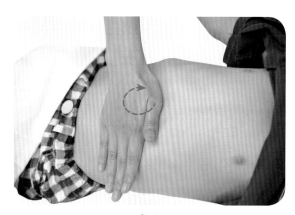

摩腹

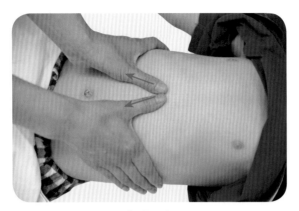

分腹阴阳

6. 脐

位置：肚脐。

操作方法：术者用掌根或大鱼际按在肚脐上揉动，称揉脐。揉 30 ～ 50 次。

适应证：腹泻、腹痛、疳积、便秘、呕吐、蛔虫性肠梗阻等病症。

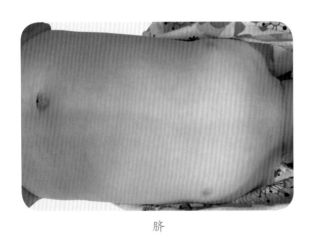

脐

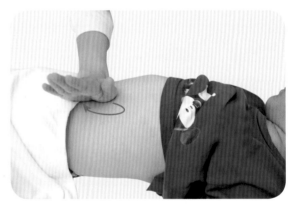

揉脐

7. 天枢

位置：脐旁 2 寸。

操作方法：术者用两手拇指或一手食、中二指指端分别按于两侧天枢穴做揉动，称揉天枢。揉 30 ～ 50 次。

适应证：腹泻、痢疾、腹痛、食积、腹胀、便秘等病症。

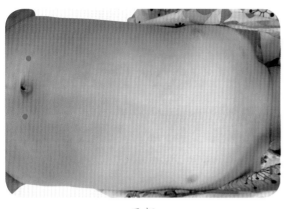

天枢

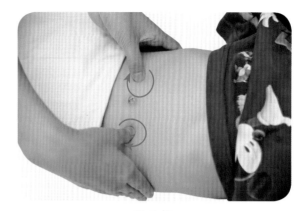

揉天枢

8. 丹田

位置：脐下 2～3 寸之间。

操作方法：术者将大鱼际着力于施术部位上做揉动，称揉丹田，揉 30～50 次；用指端按，称按丹田，按 10～20 次。

适应证：腹痛、遗尿、疝气、尿频、尿少、癃闭、腹泻、水泻、脱肛等病症。

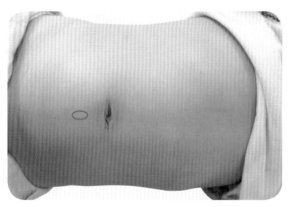

丹田

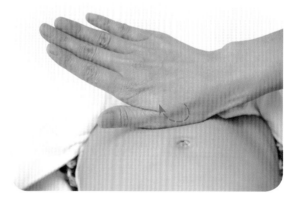

揉丹田

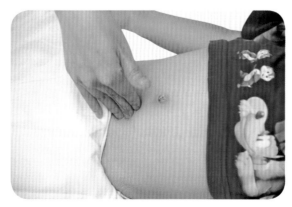

按丹田

9. 肚角

位置： 天枢穴下 2 寸，脐旁两侧的大筋。

操作方法： 术者用两手拇指分别按于两侧肚角穴上，做环转揉动，称揉肚角，揉 30～50 次；用两手拇指分别置于两侧肚角穴大筋的内侧，向下按的同时由内向外做弹拨，称拿肚角，拿 5～7 次。

适应证： 腹痛、寒痛、伤食痛、腹泻、腹胀等病症。

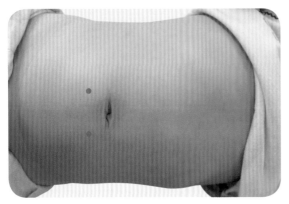

肚角

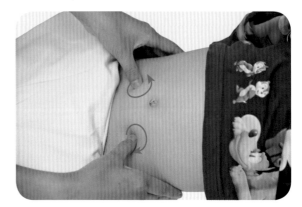

揉肚角

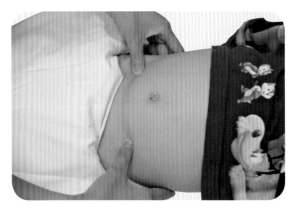

拿肚角

三 腰背部穴位

1. 肩井

位置：大椎与肩峰连线中点，肩部筋肉处。

操作方法：术者用两手拇指端分别按揉两侧肩井穴，称按揉肩井，按揉 30 ～ 50 次；用双手拇指和其余手指的指面相对用力，捏住患者的肩井部，逐步收紧提起，进行一紧一松、连续不断的提捏，并施以揉动拿捏，称拿肩井，拿 5 ～ 15 次。

适应证：感冒、发热、恶寒、无汗、上肢痹痛、活动不利等病症。

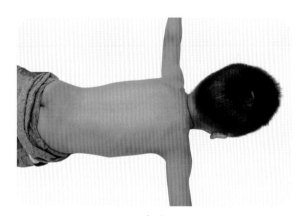

肩井

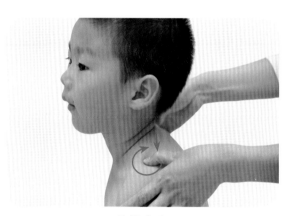

按揉肩井

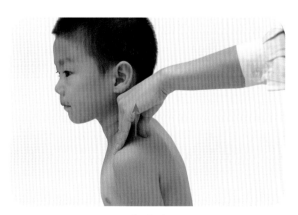

拿肩井

2. 大椎

位置： 第 1 胸椎棘突上方。

操作方法： 术者一手扶住患者肩部以固定，另一手指指端或螺纹面在穴位处着力揉按，称揉按大椎，揉按 30 ～ 50 次；术者将双手的拇指、食指蘸清水在穴位上提捏，称提捏大椎，至局部皮下出现轻度瘀血为止。

适应证： 外感发热、项强、咳嗽、百日咳、咽痛等病症。

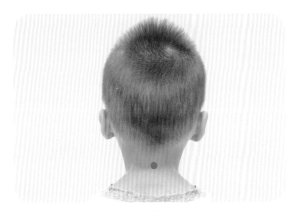

大椎

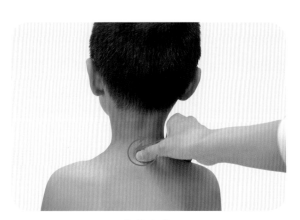

揉按大椎

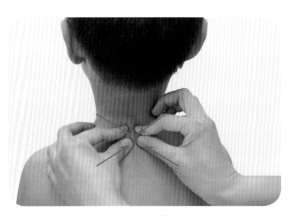

提捏大椎

3. 风门

位置： 第 2 胸椎棘突下，旁开 1.5 寸。

操作方法： 术者将两手四指扶按于患者两肩，用两手拇指指端或螺纹面揉或按两侧风门，或以一手食、中二指同时揉按两侧风门，称按揉风门。揉或按 30 ～ 50 次。

适应证： 感冒、恶风、咳嗽、气喘、肺炎等病症。

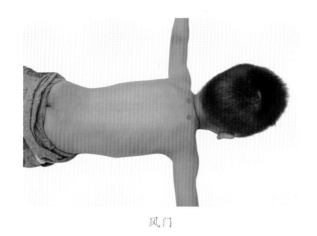

风门

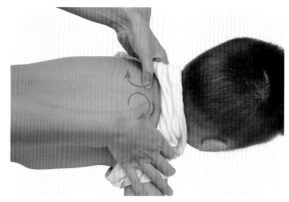

按揉风门

4. 肺俞

位置： 第 3 胸椎棘突下，旁开 1.5 寸。

操作方法： 术者以双手拇指或单手的食、中指指端分别吸定于两侧肺俞穴上，做揉按动作，称按揉肺俞，按揉 50～100 次；用一手掌面或小鱼际横置于两侧肺俞穴，做较快速的往返摩擦，使之生热，称擦肺俞。

适应证： 发热、咳嗽、咳痰、气喘、喘促、肺炎、支气管炎、肺痨、胸闷、胸痛等病症。

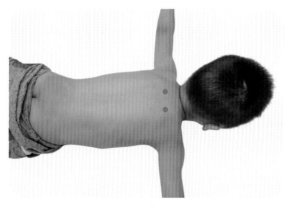

肺俞

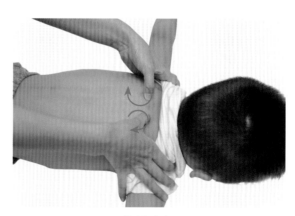

按揉肺俞

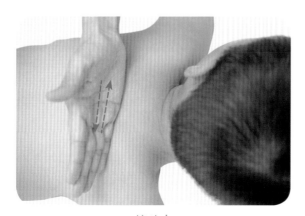

擦肺俞

5. 脾俞

位置： 第 11 胸椎棘突下，旁开 1.5 寸。

操作方法： 术者用两手拇指指端或螺纹面分别按揉脊柱两侧的脾俞穴，称揉脾俞。揉 50 ～ 100 次。

适应证： 黄疸、水肿、慢惊风、泄泻、疳积、厌食、面黄、瘦弱、唇甲色淡、四肢乏力、五迟无软、乳食内伤、消化不良等病症。

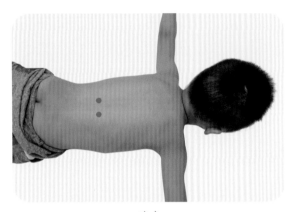
脾俞

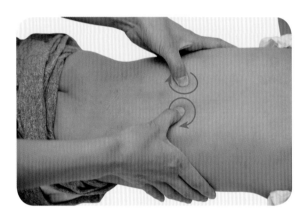
揉脾俞

6. 胃俞

位置： 第 12 胸椎棘突下，旁开 1.5 寸。

操作方法： 术者用两手拇指指端或螺纹面分别按揉脊柱两侧的胃俞穴，称揉胃俞。揉 50 ～ 100 次。

适应证： 胃脘痛、呕吐、腹胀、疳积、肠鸣等病症。

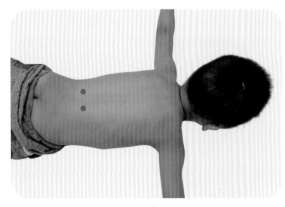
胃俞

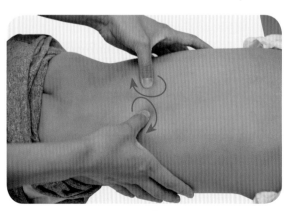
揉胃俞

7. 肾俞

位置： 第 2 腰椎棘突下，旁开 1.5 寸。

操作方法： 术者用两手拇指指端分别按揉脊柱两侧的肾俞穴，称揉肾俞。揉 50 ～ 100 次。

适应证： 腹泻、便秘、少腹痛、先天不足、发育迟缓、发疏齿迟、身材矮小、智力低下、言语迟缓、下肢痿软无力等病症。

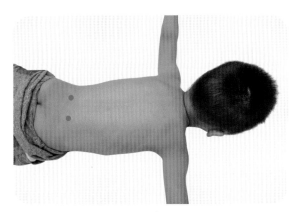
肾俞

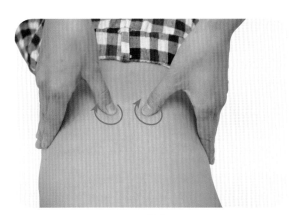
揉肾俞

8. 腰眼

位置： 第 3 腰椎棘突下，旁开 3.5 寸凹陷中。

操作方法： 术者用两手拇指指端按揉两侧腰眼穴，称按揉腰眼。按揉 30 ～ 50 次。

适应证： 腰痛、下肢瘫、痿软无力等病症。

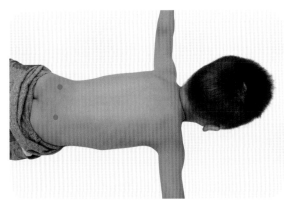
腰眼

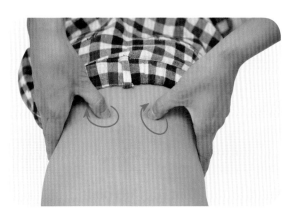
揉腰眼

9. 脊柱

位置： 后背正中线，大椎至龟尾呈一直线。

操作方法： 术者用拇指桡侧缘顶住脊柱两侧皮肤，食、中指前按，拇指、食指、中指三指捏住脊柱两侧皮肤并同时用力提拿，自下而上，双手交替捻动向前；或食指屈曲，用食指中节桡侧顶住脊柱两侧皮肤，拇指前按，两指同时用力提拿皮肤，自下而上，双手交替捻动向前，自腰骶至大椎，每捏三下便将脊背皮肤提一下，称为"捏三提一"法，称捏脊，一般操作 5 ～ 10 遍。术者用食指、中指的指端分别按在患儿后背的督脉及膀胱经上揉动，同时自上而下或由下而上做缓慢移动，称揉脊柱，一般操作 5 ～ 10 遍。术者用食指、中指、无名指指腹由大椎自上而下做直推至龟尾，称推脊，推 100 ～ 300 次。

适应证： 哮喘、遗尿、营养不良、发育迟缓、囟门迟闭、佝偻病、小儿脑瘫、运动发育迟缓、新生儿黄疸、新生儿肠痉挛、疳积、腹泻、腹痛、厌食等一切先后天不足之症及发热、惊风等病症。

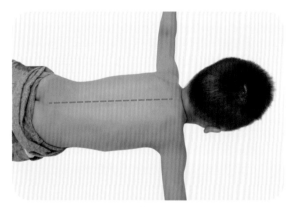

脊柱

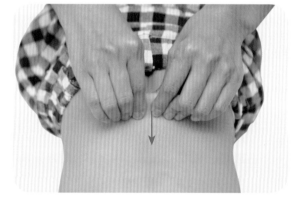

捏脊一

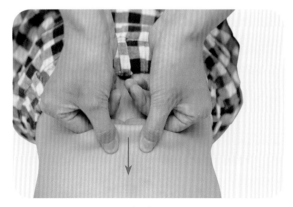

捏脊二

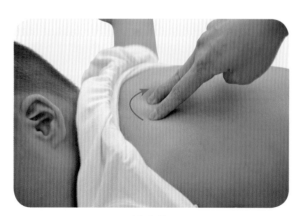

揉脊柱

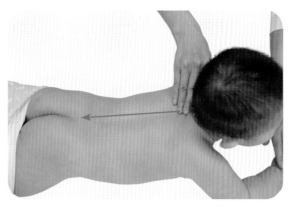

推脊

10. 七节骨

位置： 第4腰椎棘突至尾骨尖端呈一直线。

操作方法： 术者将食、中二指或四指并拢，以指面着力做直推，由第4腰椎推至尾骨尖，称推下七节骨。反向操作则拇指由下向上推，称推上七节骨。推100～300次。

适应证： 腹泻、痢疾、腹痛、便秘、遗尿、神经性尿频、脱肛等病症。

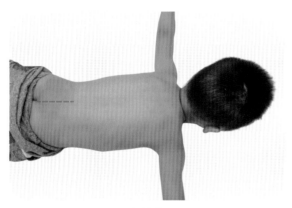

七节骨

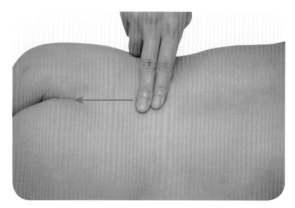

推下七节骨

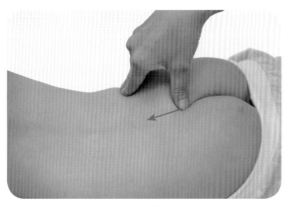

推上七节骨

11. 龟尾

位置： 尾骨尖端。

操作方法： 术者用指端揉，称揉龟尾。揉 30 ～ 50 次。

适应证： 腹泻、便秘、脱肛、遗尿、痔疮等病症。

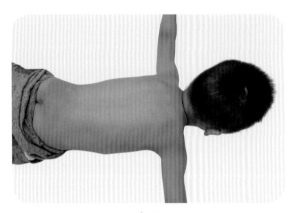

龟尾

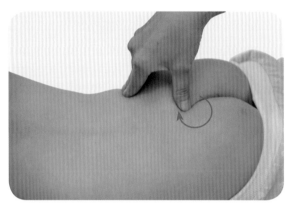

揉龟尾

12. 八髎

位置： 骶骨第 1、2、3、4 对骶后孔处。

操作方法： 术者将手掌面贴在患者骶骨背面，在体表做较快速的横向往返摩擦，称擦八髎，擦至局部发热为止。

适应证： 腹泻、脱肛、遗尿、尿频、疝气、腹痛、腰痛等病症。

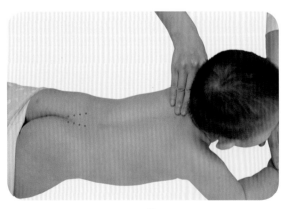

八髎

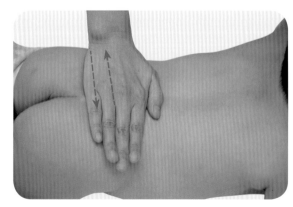

擦八髎

四 上肢部穴位

1. 脾经

位置： 拇指桡侧缘赤白肉际处，由指端至指根。

操作方法： 术者用一只手将患者的拇指固定，充分暴露拇指的桡侧缘部分，然后用另一只手的拇指指面或桡侧缘着力于穴位上，做由指端向指根方向的推动，称补脾经；反之，做由指根向指端方向的推动，称清脾经。清、补均做 100 ～ 500 次。

适应证： 体质虚弱、食欲不振、消化不良、疳积、肌肉消瘦、恶心呕吐、脘腹胀满、嗳气纳呆、腹泻、便秘、痢疾、黄疸、痰饮、咳嗽、便血及斑、疹、痧证隐出不透等病症。

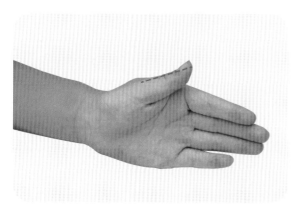

脾经

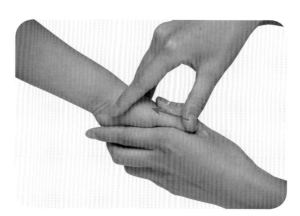

补脾经

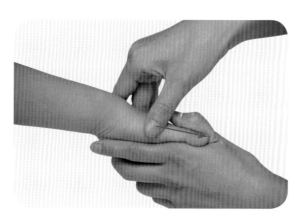

清脾经

2. 肝经

位置： 食指指面末节指腹部。

操作方法： 术者用一只手将患者的食指固定，充分暴露食指的指面部分，然后用另一只手的食、中二指或中指、无名指指面着力于穴位上，做由指根向指端方向的推动，称清肝经；反之，做由指端向指根方向的推动，称补肝经。清、补均做 100～500 次。

适应证： 目赤、惊风、抽搐、角弓反张、癫痫、烦躁不安、五心烦热、口苦、咽干、头痛、头晕、耳鸣等病症。

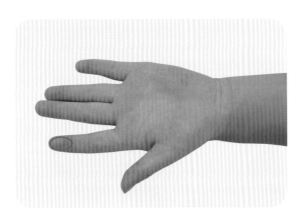

肝经

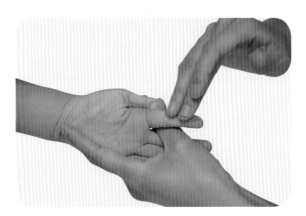

清肝经

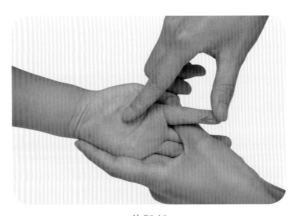

补肝经

3. 心经

位置： 中指指面末节指腹部。

操作方法： 术者用一只手将患者的中指固定，充分暴露中指的指面部分，然后用另一只手的食、中二指或中指、无名指指面着力于穴位上，做由指根向指端方向的直推，称清心经；反之，做由指端向指根方向的推动，称补心经。清、补均做 100 ～ 500 次。

适应证： 高热神昏、惊惕不安、睡卧露睛、五心烦热、口舌生疮、小便赤涩、目赤、心血不足、夜啼等病症。

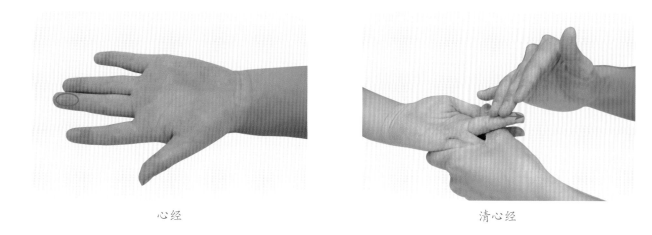

心经   清心经

补心经

4. 肺经

位置： 无名指指面末节指腹部。

操作方法： 术者用一只手将患者的无名指固定，充分暴露无名指的指面部分，然后用另一只手的指面或桡侧缘着力于穴位上，由指根向指端方向做直推，称清肺经；由指端向指根方向做直推，称补肺经。清、补均做 100 ～ 500 次。

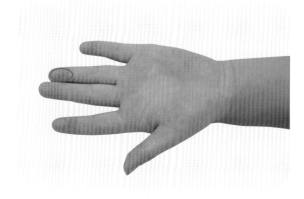

肺经

适应证：感冒、发热、咳嗽、哮喘、痰鸣、喘促、虚汗怕冷、顿咳、遗尿、尿频等病症。

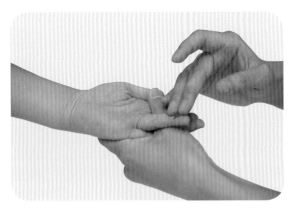

清肺经

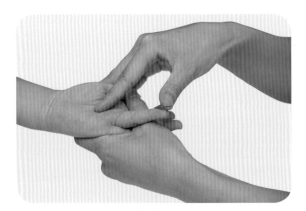

补肺经

5. 肾经

位置：小指指面末节指腹部。

操作方法：术者用一只手将患者的小指固定，充分暴露小指的指面部分，然后用另一只手的拇指指面或桡侧缘着力于穴位上，由指端向指根方向做直推，称补肾经；由指根向指端方向做直推，称清肾经。清、补均做 100 ～ 500 次。

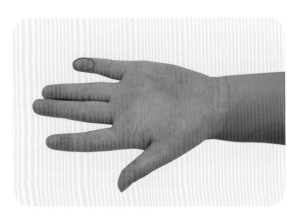

肾经

适应证：遗尿、盗汗、脱肛、便秘、腹泻、久泻、咳喘、肺痨、发疏齿迟、解颅、小便赤涩、多尿、先天不足、囟门迟闭、久病体虚等病症。

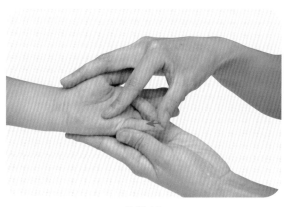

补肾经

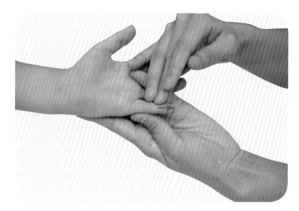

清肾经

6. 大肠

位置：食指桡侧缘，自食指尖至虎口呈一直线。

操作方法：术者用一只手将患者的食指固定，充分暴露食指桡侧缘，然后用另一只手的指面或桡侧缘着力于穴位上，做由虎口向指端方向的直推，称清大肠；做由指端向虎口方向的直推，称补大肠。清、补均做 100 ～ 500 次。

适应证：便秘、腹泻、腹痛、腹胀、脱肛等病症。

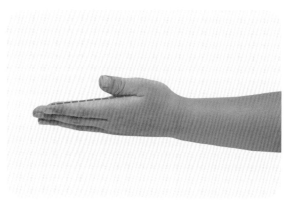

大肠

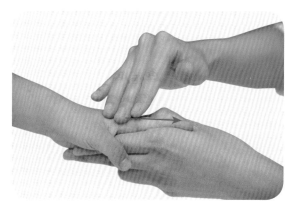

清大肠

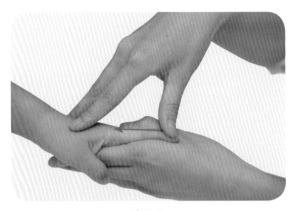

补大肠

7. 小肠

位置： 小指尺侧，从指端到指根呈一直线。

操作方法： 术者用一只手将患者的小指固定，充分暴露小指尺侧缘，然后用另一只手的指面或桡侧缘贴在穴位上，做由指根向指端方向的直推，称清小肠；做由指端向指根方向的直推，称补小肠。清、补均做 100 ～ 500 次。

适应证： 小便赤涩不利、遗尿、尿频、水泻、癃闭、口舌生疮等病症。

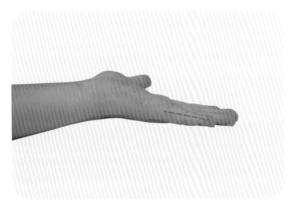

小肠

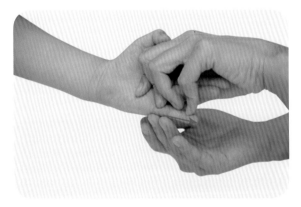

清小肠

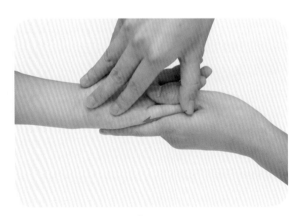

补小肠

8. 肾顶

位置： 小指顶端。

操作方法： 术者用一只手将患者的小指固定，暴露小指指端，然后用另一只手的指端或螺纹面着力在穴位上揉动，称揉肾顶。揉 50 ～ 100 次。

适应证： 烦渴喜饮、衄血、便秘、呕吐、呃逆、腹胀、厌食、自汗、盗汗、大汗淋漓、脑积水等病症。

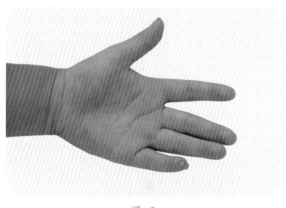

肾顶

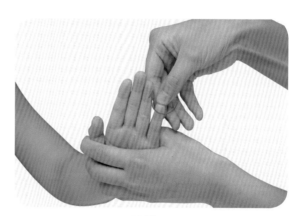

揉肾顶

9. 少商

位置： 拇指桡侧，指甲根角旁 0.1 寸。

操作方法： 将患者的拇指固定，暴露拇指桡侧缘，然后用拇指指甲用力掐穴位，以不掐破皮肤为宜，称掐少商。掐 50 ～ 100 次。

适应证： 咽喉肿痛、鼻衄、高热、癫狂、昏迷等病症。

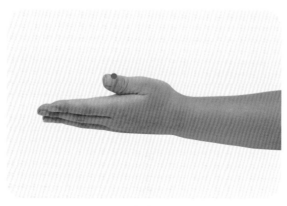

少商

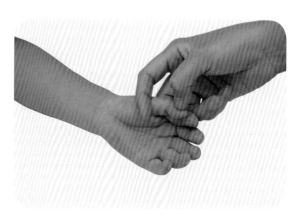

掐少商

10. 四横纹

位置： 手掌面，食指、中指、无名指、小指的第 1 指间关节横纹处。

操作方法： 术者用一只手固定患者四指，使其掌心向上，另一手拇指指甲着力吸定在治疗部位，用力掐之，掐后即揉，从患者食指依次掐揉至小指横纹，称掐四横纹，掐揉 3 ～ 5 次；患者四指并拢，掌心向上，术者一手握持患者四指以固定，然后用另一只手的拇指桡侧缘或螺纹面着力在治疗部位上，做来回方向的推动，称推四横纹，推 100 ～ 300 次。

适应证： 疳积、瘦弱、腹胀、不思饮食、消化不良、腹胀、脚软、气促、咳痰、胸闷痰喘等病症。

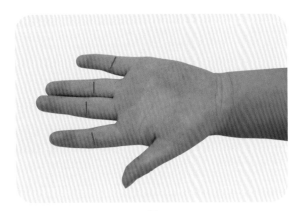

四横纹

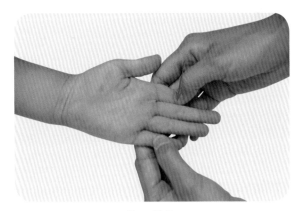

掐四横纹

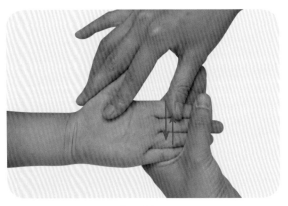

推四横纹

11. 小横纹

位置： 手掌面，食指、中指、无名指、小指掌指关节横纹处。

操作方法： 术者用一只手将患者的小指固定，暴露小指的掌指横纹，用另一手的拇指指甲着力，用力掐之，然后再以拇指指端着力在穴位处揉动，称掐揉小横纹，掐揉 3 ～ 5 次；患者四指并拢，掌心向上，术者一手握持患者四指以固定，然后用另一只手的拇指桡侧缘或螺纹面着力在穴位上，做来回方向的推动，称推小横纹，推 100 ～ 300 次。

适应证： 腹胀、烦躁、疳积、消化不良、口唇破裂、口疮、咳嗽、支气管炎、哮喘等病症，并对肺部干性啰音有良好的消退作用。

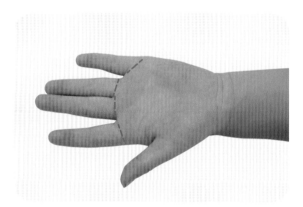

小横纹

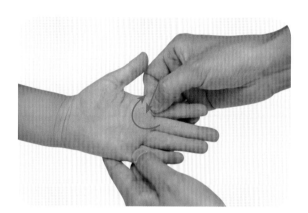

掐揉小横纹

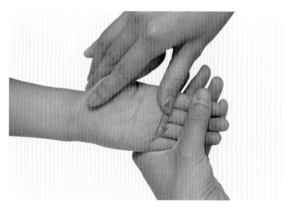

推小横纹

12. 掌小横纹

位置： 手掌面小指根下，尺侧掌纹头。

操作方法： 术者用一只手将患者的小指固定，暴露小指尺侧掌纹头，用另一手拇指指端贴在穴位处揉动，称揉掌小横纹。揉 50 ～ 100 次。

适应证：口舌生疮、唇肿、腹胀、喘咳、肺炎、百日咳、流涎等病症。

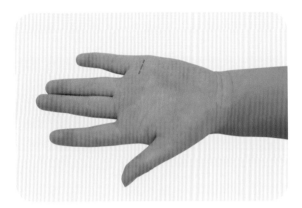

掌小横纹

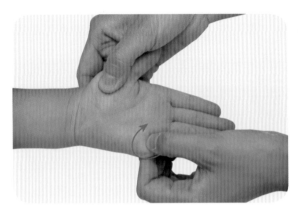

揉掌小横纹

13. 胃经

位置：大鱼际外侧赤白肉际处，拇指根至腕横纹。

操作方法：术者一手持患者的拇指及鱼际，暴露鱼际桡侧缘，将另一手的食、中二指或中指、无名指贴在穴位上，做由腕横纹至拇指根方向的直推，称清胃经，推 100 ～ 500 次；反之，做由拇指根向腕横纹方向的直推，称补胃经。

适应证：烦渴喜饮、衄血、便秘、呕吐、呃逆、腹胀、厌食等病症。

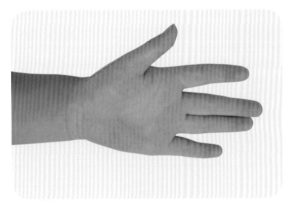

胃经

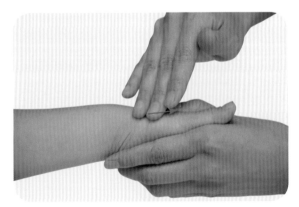

清胃经

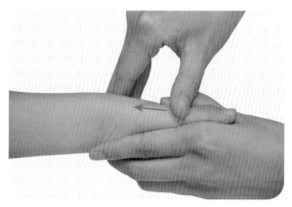

补胃经

14. 板门

位置： 手掌大鱼际顶面。

操作方法： 术者一手持患儿的手以固定，暴露鱼际部分，用另一手的拇指指端吸定于穴位上做揉动，称揉板门，揉 100 ～ 300 次；或用拇指面贴在穴位上，做由拇指根到腕横纹方向的来回推动，称清板门，清 100 ～ 300 次。

适应证： 呕吐、呃逆、厌食、疳积、饮食积滞、食欲不振、嗳气、腹胀、腹泻、呕吐、口疮、牙龈肿痛等病症。

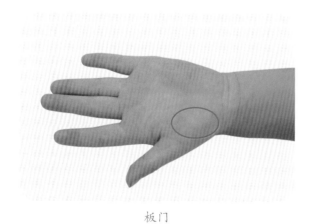

板门

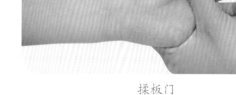

揉板门

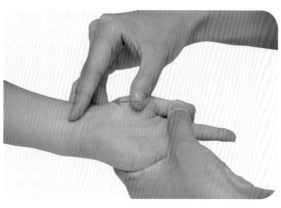

清板门

15. 内劳宫

位置： 手掌心正中。

操作方法： 术者一手持患者四指，掌心向上，充分暴露穴位，用另一手拇指或中指端揉患者掌心穴位处，称揉内劳宫。揉 100 ~ 300 次。

适应证： 口舌生疮、发热、烦躁、神昏、小便短赤等病症。

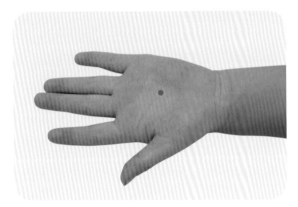
内劳宫

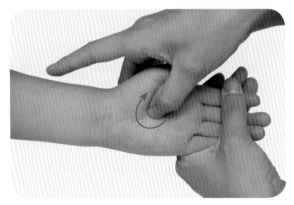
揉内劳宫

16. 小天心

位置： 手掌面，大、小鱼际交接处。

操作方法： 术者一手持患者的手，使患者的腕关节略背屈，掌心向上，充分暴露穴位，用另一手拇指或中指指端着力于穴位处，做旋转揉动，称揉小天心，揉 100 ~ 500 次；或用屈曲的中指中节有节律地叩击穴位，称捣小天心，捣 100 ~ 500 次。

适应证： 眼睛向上下左右翻或向两边斜、高血压、角弓反张、睡卧不宁、惊风、抽搐、口疮、目赤疼痛、夜啼、小便短赤、遗尿、疮疥、疹痘欲出不透等病症。

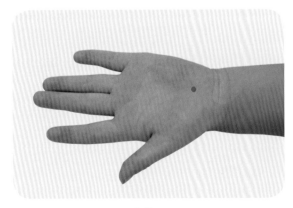
小天心

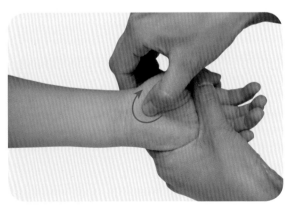
揉小天心

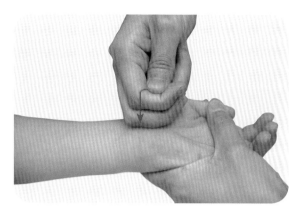

捣小天心

17. 内八卦

位置： 手掌面，以掌心内劳宫为圆心，内劳宫到中指根中外 1/3 交界处为半径所作圆周上的八个点。从小鱼际起按顺时针排列，依次为乾、坎、艮、震、巽、离、坤、兑。

操作方法： 术者一手握住患者的手指，使患者手掌平坦，掌心向上，用另一手的拇指螺纹面在穴位上做环形推动，自乾卦至兑卦，顺时针方向推运一周，称顺运内八卦；反之，逆时针方向推运一周，称逆运内八卦。顺、逆均运 100～500 次。

适应证： 胸膈不利、气闷不舒、痞积、消化不良、腹胀、腹痛、呕吐、乳食内伤、纳呆、喘咳、痰喘、百日咳等病症。

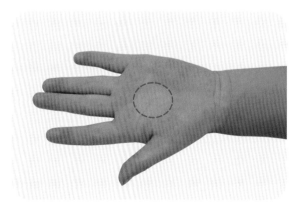

内八卦

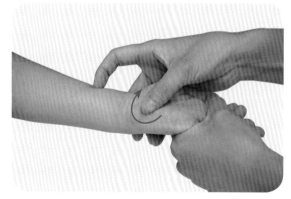

顺运内八卦

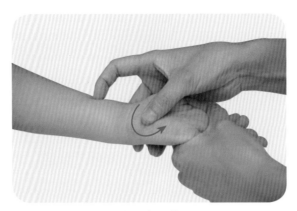

逆运内八卦

18.手阴阳

位置：手掌面，腕掌关节横纹处。拇指侧为阳池，食指侧为阴池。

操作方法：术者用两手拇指螺纹面或桡侧缘着力于腕横纹中点，向两旁做一字形推动（←·→），称分手阴阳，分推 50 ～ 100 次；术者用拇指螺纹面自两旁阳池、阴池向中点合拢推动，称合手阴阳，合推 30 ～ 50 次。

适应证：寒热往来、烦躁不安、腹泻、腹胀、痢疾、痰热喘咳、口疮、唇肿、喘咳、肺炎等病症。

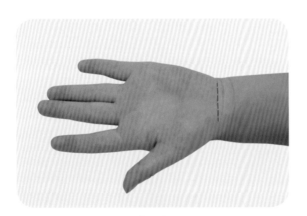

手阴阳

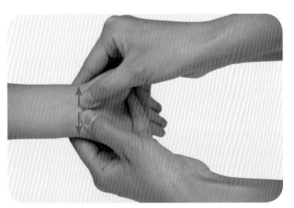

分手阴阳

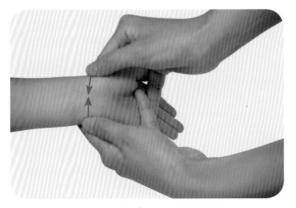

合手阴阳

19. 五指节

位置：掌背五指第 1 指间关节横纹处。

操作方法：术者用一只手固定患者的手指，暴露穴位，用另一手拇指指端及指甲着力，分别掐揉，称掐揉五指节。各掐揉 3 ～ 5 次。

适应证：惊风、抽搐、胸膈不利、气闷不舒、痰喘、惊惕不安等病症。

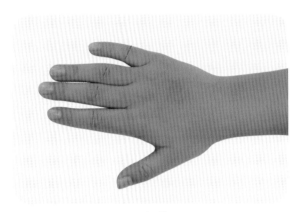
五指节

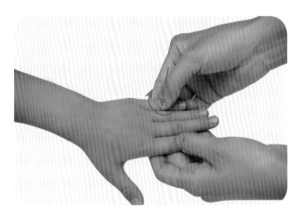
掐揉五指节

20. 上马

位置：手背无名指及小指掌指关节后方凹陷处。

操作方法：术者一手握患者四指，使掌指关节屈曲，充分暴露穴位，用另一手拇指或中指指端附着于施术穴位上按揉，称揉上马。揉 50 ～ 100 次。

适应证：阴虚阳亢、潮热烦躁、牙痛、小便赤涩淋沥、耳鸣、足软不能履地、腰以下痛、颈肿咽痛、目赤、喘咳等病症。

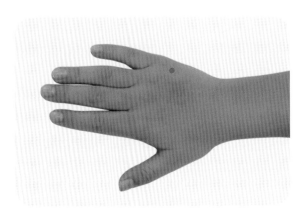
上马

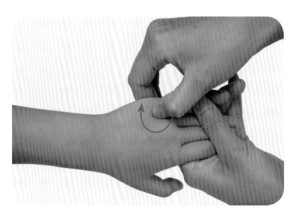
揉上马

21. 二扇门

位置：掌背中指根部指璞两侧凹陷处，左右各一。

操作方法：术者双手的拇、食二指指端附着于两侧凹陷处，着力揉掐，称掐揉二扇门。掐揉50～100次。

适应证：发热无汗、感冒、喘促等病症。

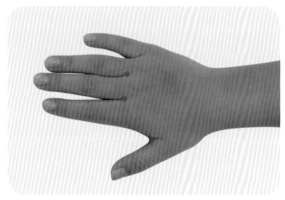

二扇门

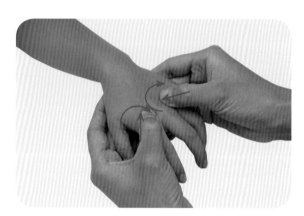

掐揉二扇门

22. 外劳宫

位置：手背正中，与内劳宫相对处。

操作方法：充分暴露手背部穴位，用一手指端附着于施术的穴位上进行揉动，称揉外劳宫。揉50～100次。

适应证：寒证之感冒、咳嗽、喘促、腹胀、腹痛、腹泻、脱肛、遗尿等病症。

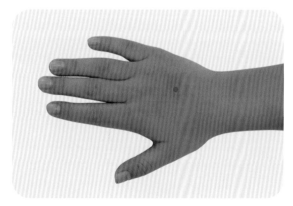

外劳宫

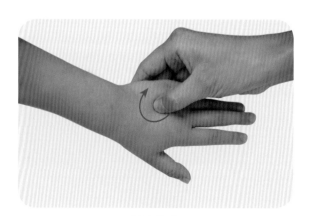

揉外劳宫

23. 精宁

位置：掌背第 4、5 掌骨歧缝间。

操作方法：术者一手握患者四指，使掌心向下，充分暴露手背部穴位，用另一手拇指或中指指端附着于施术穴位上进行揉动，称揉精宁。揉 50～100 次。

适应证：疳积、喘促、痰鸣、干呕等病症。

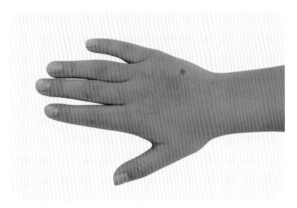

精宁

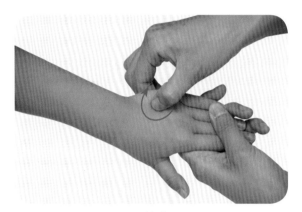

揉精宁

24. 合谷

位置：在手背，第 1、2 掌骨间，当第 2 掌骨桡侧的中点处。

操作方法：术者一手固定患者手臂，使前臂桡侧缘向上，充分暴露手掌桡侧。用另一手的拇指指端附着于施术穴位上进行揉动，称揉合谷。揉 100～200 次。

适应证：头痛、目赤肿痛、鼻衄、口眼㖞斜、发热、恶寒等病症。

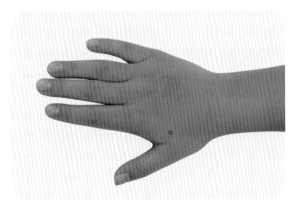

合谷

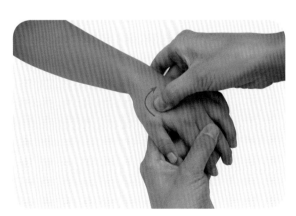

按揉合谷

25. 一窝风

位置： 手背腕掌关节横纹正中凹陷处。

操作方法： 术者一手持患者手掌，使掌背向上，充分暴露穴位，用另一手中指或拇指吸定于腕背横纹正中处进行揉动，称揉一窝风。揉 50 ～ 100 次。

适应证： 外感风寒、鼻流清涕、下寒腹痛、腹泻、痹痛、头痛等病症。

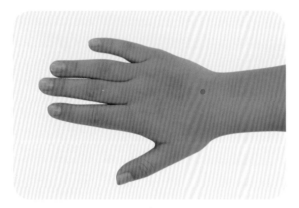

一窝风

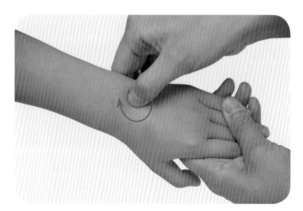

揉一窝风

26. 内关

位置： 腕横纹上 2 寸，掌心肌腱与桡侧腕屈肌腱之间。

操作方法： 患者掌心向上，充分暴露穴位，用一手拇指吸定于穴位上进行按揉，称按揉内关。按揉 100 ～ 200 次。

适应证： 心悸、胸闷、胃痛、呕吐、呃逆、热病、上肢痹痛、夜啼等病症。

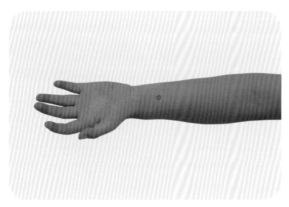

内关

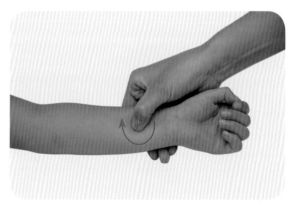

按揉内关

27. 膊阳池

位置： 前臂背侧，一窝风上3寸。

操作方法： 术者一手持患者手腕，使掌心向下，充分暴露穴位，用另一手的拇指指端或螺纹面吸定于穴位上进行揉动，称揉膊阳池。揉50～100次。

适应证： 感冒、头痛、头晕、脑炎、便秘、小便短赤、少尿、癃闭等病症。

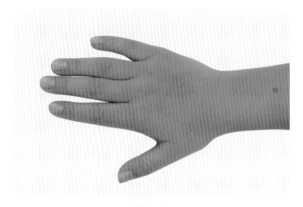

膊阳池

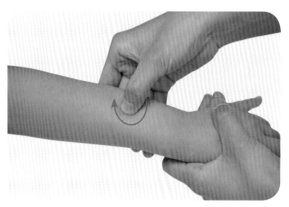

揉膊阳池

28. 三关

位置： 前臂桡侧，腕横纹至肘横纹呈一直线。

操作方法： 术者一手固定患者手臂，使患者前臂伸直，充分暴露前臂桡侧。用另一手的指面贴在前臂内侧面桡侧，做出腕横纹向肘横纹方向的直推法，称推三关。推100～300次。

适应证： 气血虚弱、面色无华、阳气不足、四肢厥冷、疳积、吐泻、风寒感冒、腹痛、食欲不振、疹出不畅等病症。

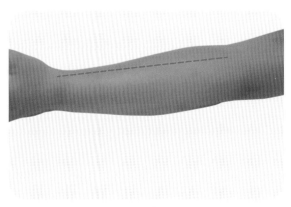

三关

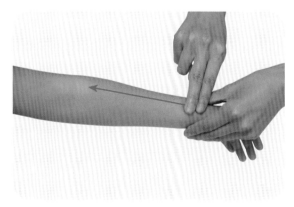

推三关

29. 六腑

位置：前臂尺侧，腕横纹至肘横纹呈一直线。

操作方法：术者一手固定患者手臂，使患者前臂伸直或屈肘，充分暴露前臂尺侧。用另一手的指面着力于前臂内侧尺侧缘，做由肘横纹向腕横纹方向的直推法，称退六腑。推 100 ～ 300 次。

适应证：脏腑郁热、高热、壮热烦渴、腮腺炎、肿毒、汗证、咽痛等病症。

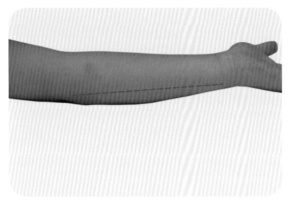

六腑

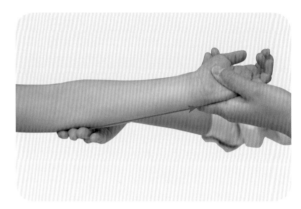

退六腑

30. 天河水

位置：前臂内侧正中，腕横纹至肘横纹呈一直线。

操作方法：术者一手固定患者手臂，使患者前臂伸直，掌心朝上，充分暴露前臂内侧面。将另一手的食指、中指并拢伸直，用食指、中指指面贴在前臂内侧，做由腕横纹向肘横纹方向的直推法，称清天河水。推 100 ～ 300 次。

适应证：高热、五心烦热、口燥咽干、口舌生疮、弄舌、夜啼、感冒发热、头痛、咽痛等病症。

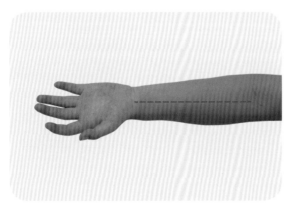

天河水

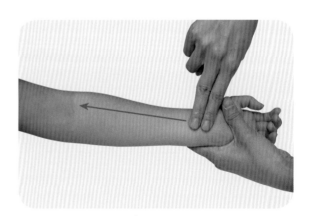

清天河水

五 下肢部穴位

1. 箕门

位置： 大腿内侧，髌骨内上缘至腹股沟中点呈一直线。

操作方法： 术者一手扶患者腿部以固定，另一手以食、中二指指面贴在穴位上，做自膝盖内侧上缘至腹股沟方向的直推，称推箕门。推 100 ～ 300 次。

适应证： 水泻、小便赤涩不利、尿少、尿赤、尿闭、蛋白尿、尿潴留等病症。

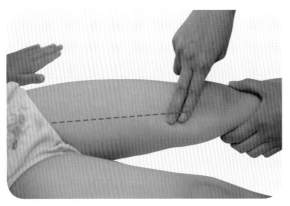
箕门

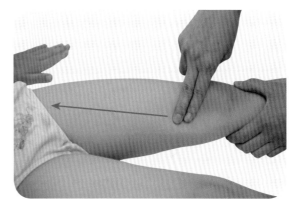
推箕门

2. 足三里

位置： 外膝眼下 3 寸，胫骨旁开 1 寸。

操作方法： 术者双手拇指指端或螺纹面着力于穴位上，稍用力按揉，称按揉足三里。按揉 30 ～ 50 次。

适应证： 腹胀、腹痛、便秘、腹泻、呕吐、脾胃虚弱、纳呆、厌食、食积、疳积、抵抗力弱、下肢痿软无力等病症。

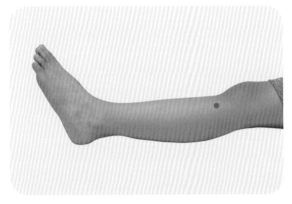

足三里

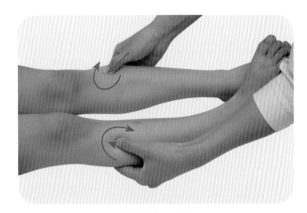

按揉足三里

3. 三阴交

位置： 内踝上3寸，胫骨后缘凹陷中。

操作方法： 令患者胫骨稍外旋以暴露内侧穴位，术者一手以拇指或食、中二指的螺纹面着力，稍用力按揉，称按揉三阴交。按揉100～300次。

适应证： 癃闭、尿频、遗尿、痿证、下肢痹痛、瘫痪、消化不良、纳呆、厌食、腹胀等病症。

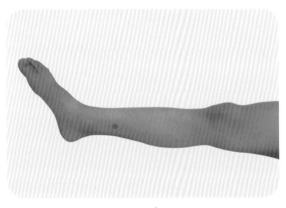

三阴交

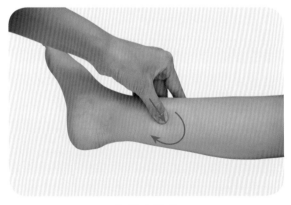

按揉三阴交

4. 涌泉

位置： 足底面，前中1/3交界处。

操作方法： 充分暴露足底，术者一手以拇指指端或螺纹面着力，在穴位处做旋转揉动，称揉涌泉。揉100～300次。

适应证： 呕吐、腹泻、发热、虚热盗汗、五心烦热、烦躁不安、夜啼、哮喘等病症。

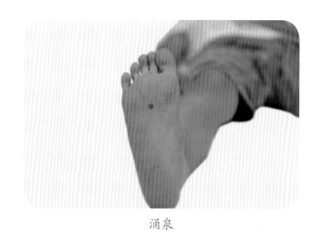

涌泉

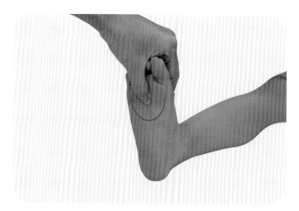

揉涌泉

5. 百虫

位置： 膝上内侧肌肉丰厚处，髌骨内上缘 2.5 寸。

操作方法： 术者以拇指指端着力在穴位上，用指端揉，称揉百虫，揉 30 ～ 50 次；或将拇指指端和食、中二指指端相对用力，拿揉穴位，称拿百虫，拿揉 5 ～ 7 次。

适应证： 惊风抽搐、下肢瘫痪、疼痛、痿痹、肌张力过高等病症。

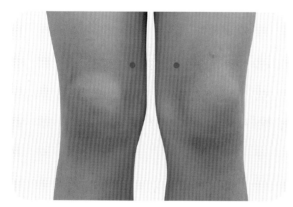

百虫

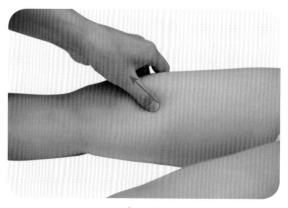

拿百虫

6. 膝眼

位置： 在髌骨下缘，髌韧带内、外侧凹陷中。外侧称外膝眼，内侧称内膝眼。

操作方法： 充分暴露两侧膝眼，术者双手拇指及食指指端分别放于两侧膝眼，两指端朝同一方向或相对方向同时按揉，称揉膝眼。揉 30 ～ 50 次。

适应证：惊风抽搐、下肢疼痛、膝关节屈伸不利、膝痛、小儿麻痹症、下肢痿软无力等病症。

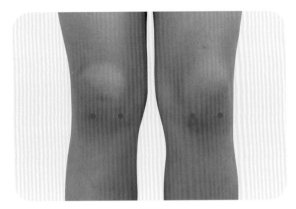

膝眼

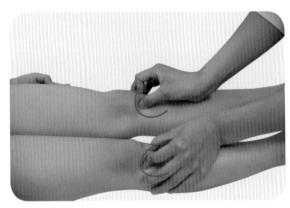

揉膝眼

7. 前承山

位置：小腿胫骨旁，约当膝下 8 寸，在足阳明胃经的循行线上。

操作方法：术者一手扶患者腿部以固定，另一手拇指爪甲掐穴位，称掐前承山，掐 3～5 次；用拇指指端着力按揉，称揉前承山，揉 100～300 次。

适应证：惊风、抽搐、癫痫发作、角弓反张、下肢抽搐、昏迷、下肢痿痹、疼痛、小儿麻痹症、肌肉萎缩等病症。

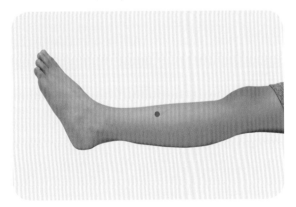

前承山

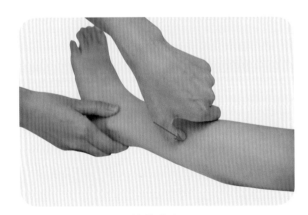

掐前承山

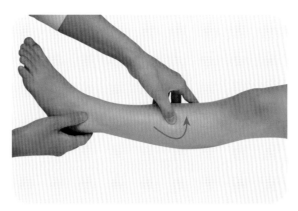

揉前承山

8. 解溪

位置： 在踝关节横纹中点，趾长伸肌腱与姆长伸肌腱之间的凹陷中。

操作方法： 充分暴露踝关节前面穴位处，术者一手沿两肌腱凹陷中，用拇指爪甲逐渐用力掐，称掐解溪，掐3～5次；用拇指指端着力按揉，称揉解溪，揉100～300次。

适应证： 惊风、吐泻、足下垂、踝关节屈伸不利等病症。

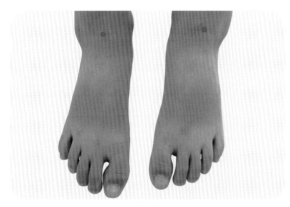

解溪

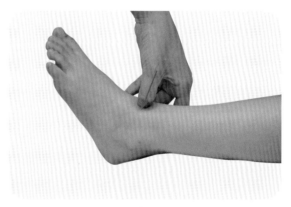

掐解溪

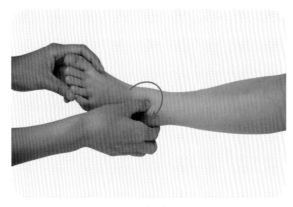

揉解溪

9. 大敦

位置： 在足大趾外侧，距趾甲根角 0.1 寸处。

操作方法： 暴露大趾外侧，术者用拇指爪甲着力逐渐用力掐，称掐大敦。掐 3 ～ 5 次。

适应证： 惊风、四肢抽搐、癫痫发作、角弓反张等病症。

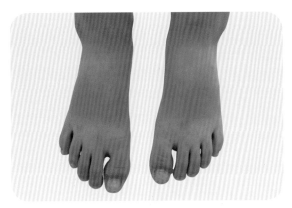

大敦

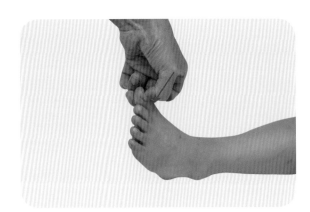

掐大敦

10. 丰隆

位置： 在外踝尖上 8 寸，胫骨前缘外侧，胫腓骨之间。

操作方法： 令患者胫骨稍内旋以暴露外侧穴位，术者一手以拇指指端或螺纹面着力，稍用力按揉，称揉丰隆。按揉 100 ～ 300 次。

适应证： 痰涎壅盛、咳嗽气喘等病症。

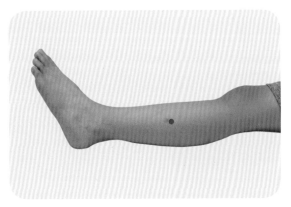

丰隆

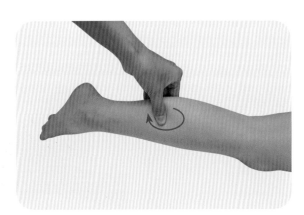

揉丰隆

11. 委中

位置： 下肢腘窝中央，股二头肌腱与半腱肌腱之间。

操作方法： 患者俯卧，暴露腘窝，术者一手以拇指指端吸定于两肌腱之间的穴位处，用指端着力按揉，称揉委中，揉30～50次；用拇指及其余四指指端分别着力于肌腱两侧，用指端相对用力提拿，称拿委中，拿3～5次。

适应证： 惊风抽搐、下肢痿软、膝痛、腰背疼痛、腿痛转筋等病症。

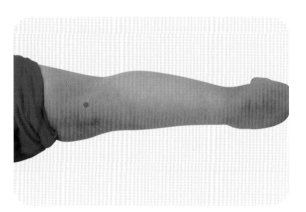
委中

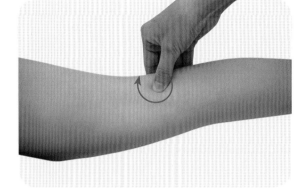
揉委中

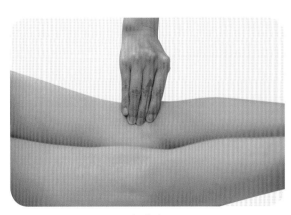
拿委中

12. 后承山

位置： 腓肠肌肌腹下陷中，伸足时"人"字纹处。

操作方法： 患者俯卧，术者一手扶患者小腿以固定，另一手寻肌腹下陷中，以拇指指端着力按揉，称揉后承山，揉30～50次；用拇指及其余四指指端分别着力于肌腹下肌腱两侧，用指端相对用力提拿，称拿后承山，拿3～5次。

适应证：下肢痿痹、疼痛、腿痛转筋、水泻、惊风抽搐、癫痫发作、角弓反张、下肢抽搐等病症。

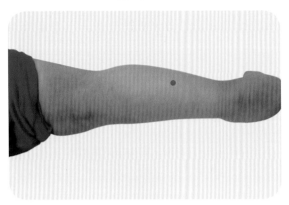

后承山

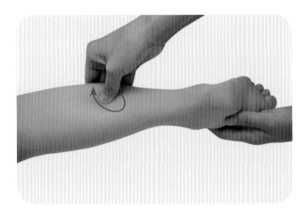

揉后承山

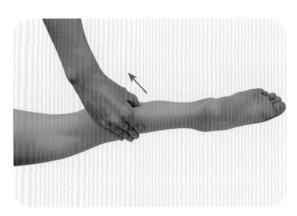

拿后承山

13. 仆参

位置：在昆仑穴下，外踝后下方，跟骨外侧下赤白肉际凹陷中。

操作方法：患者俯卧，充分暴露踝部，术者一手扶患者足底以固定，另一手拇指与其余四指着力于穴位及内侧相对处，稍用力拿捏，称拿仆参，拿捏3～5次；以一手拇指爪甲着力，稍用力在仆参穴上掐压，称掐仆参，掐3～5次。

适应证：腰痛、足跟痛、晕厥、惊风、抽搐、踝关节阵挛、足痿不收、尖足等病症。

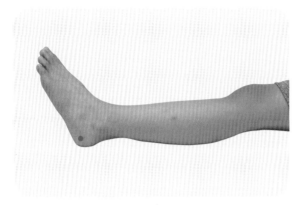

仆参

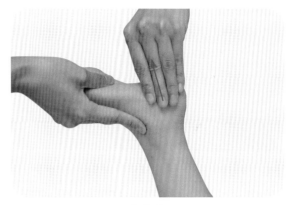

拿仆参

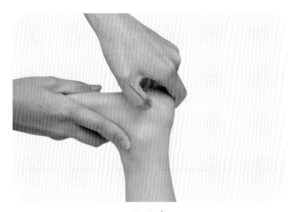

掐仆参

14. 昆仑

位置： 在跟腱与外踝尖连线的中央凹陷处。

操作方法： 术者一手扶患者足趾，令踝关节外旋，充分暴露踝关节外侧穴位，用另一手拇指爪甲稍用力在昆仑穴上掐，称掐昆仑。掐3～5次。

适应证： 头痛、惊风、腰痛、下肢痉挛、跟腱挛缩、足跟痛、足内翻等病症。

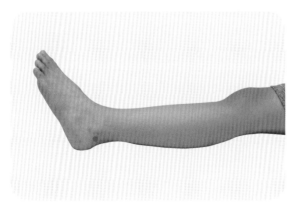

昆仑

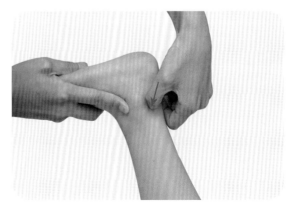

掐昆仑

第四章 常见疾病的推拿治疗

一 | 新生儿腹泻

新生儿腹泻是一种以大便次数增多、大便性状较稀为特征的消化系统疾病。新生儿的消化功能不成熟，一旦喂养或护理不当，就容易发生腹泻。

【主要表现和特点】

大便次数增多，每天在3次或3次以上，便质较稀，不成形。

【伴发症状】

大便中含有未消化的奶瓣或绿便，或大便中含有泡沫，伴有腹痛、腹胀等症状。

【推拿处方】

补脾经3分钟，补大肠2分钟，顺运内八卦2分钟，推上七节骨2分钟，摩腹4分钟，按揉足三里1分钟。

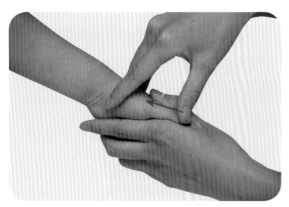

补脾经

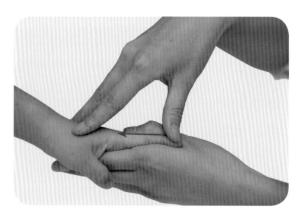

补大肠

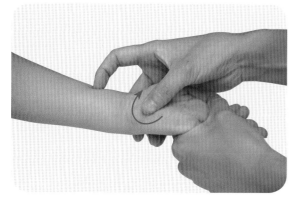

顺运内八卦

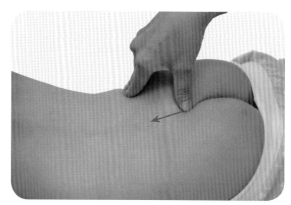

推上七节骨

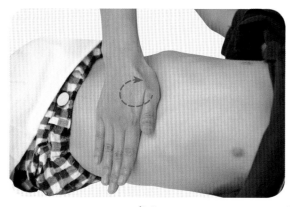

摩腹

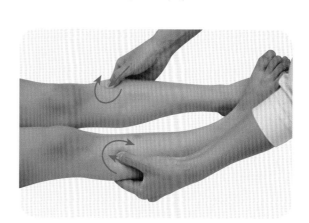

按揉足三里

【加减变化】

大便稀（或水样便）者，加清小肠 3 分钟、揉丹田 2 分钟；伴有腹痛者，加揉一窝风 2 分钟、拿肚角 5 次；大便臭味明显者，去掉补大肠，加清天河水 2 分钟、清小肠 3 分钟；伴腹胀者，加分腹阴阳 50 次、掐揉四横纹各 7 遍。

【主要护理要求】

对于新生儿腹泻患者，在治疗的同时一定要注意饮食卫生，不可过饥或过饱。吃母乳的患儿，母亲的饮食应适当加以注意，不要进食油腻较大或生冷的食物，应该以易于消化、清淡饮食为主。

【注意事项】

1. 在为新生儿腹泻患儿做推拿治疗时，一定要注意随时观察病情。一般对于轻症的腹泻，采用推拿治疗效果很好，特别是针对不是因为感染因素所致的腹泻（占新生儿腹泻的大部分）。

2. 如果是感染导致的腹泻，推拿治疗也有疗效，但应该积极采用其他疗法控制感染。对于比较严重的腹泻，不主张单纯采用推拿治疗，应该采用综合治疗手段，以免耽误病情。

3. 对于大便次数过多（每天 10 余次，并且泻下如水）、病情较重的患者，一定要注意观察脱水症状，以及电解质紊乱等情况。如果一旦出现呕吐、发烧、口唇干燥、前囟和眼窝凹陷明显、面色发灰、哭声低弱、精神萎靡、体重锐减、尿少等症状，一定要及时去医院就诊，给予综合治疗，以免病情出现变化而危及生命。

4.对于出生1周内的新生儿腹泻患者，一般不主张治疗（腹泻比较严重者除外），因为此时可以加速新生儿黄疸的恢复。

二 新生儿肠痉挛

新生儿肠痉挛是由于肠壁平滑肌阵阵强烈收缩而引起的阵发性腹痛，是新生儿急性腹痛中最为常见的一种情况。

【主要表现和特点】

反复发作的阵发性腹痛，腹部无异常体征，排气、排便后可缓解。

【伴发症状】

可伴有四肢乱动、翻滚、面色苍白、手足发凉等。

【推拿处方】

揉板门300次，补脾经300次，摩腹3分钟，顺运内八卦500次，揉一窝风500次，拿肚角5次。

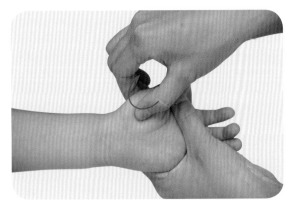

揉板门

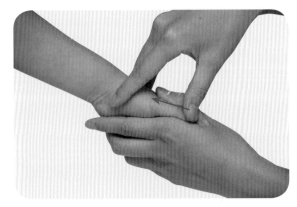

补脾经

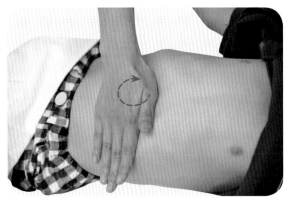

摩腹

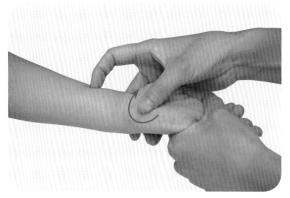

顺运内八卦

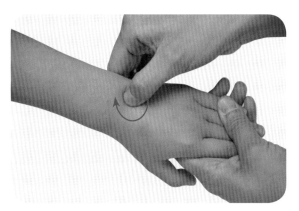

揉一窝风

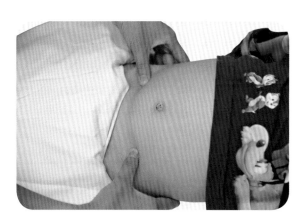

拿肚角

【加减变化】

腹痛得温痛减者，加推三关 300 次、揉外劳宫 300 次；腹部胀满疼痛者，加揉四横纹 300 次、揉小天心 3 分钟、分手阴阳 300 次、揉上马 200 次。

【主要护理要求】

1. 避免腹部受凉，注意饮食卫生。

2. 喂母乳的母亲应少吃一些容易引起胀气的食物，例如：牛奶、苹果、甜瓜等，以免引起新生儿肠管胀气而诱发肠痉挛。

3. 对于人工喂养的新生儿，由于部分孩子的腹痛可能与对牛奶过敏有关，因此，反复发生肠痉挛的孩子可以试着暂时停止喝牛奶，并改喝豆浆或其他代乳品，观察一段时间。同时，注意婴儿的喂奶量不可过多，奶中加糖量也不宜过多。

4. 应注意腹部的保暖，防止腹部受凉。哭闹的时候可以用热水袋热敷，不过要注意温度不要太高，也可以双手摩擦后按在宝宝的肚子上热敷。

5. 定时喂奶，有规律的进食对肠道功能的恢复有好处。

6.注意其他合并感染。

【注意事项】

腹痛在儿科疾病中很常见，原因比较复杂，所以在按摩前要全面检查，及时做出正确诊断，排除急腹症，以免延误病情。

三　新生儿呕吐

新生儿呕吐是指以呕吐胃内容物为主要表现的一种疾病。

【主要表现和特点】

呕吐乳汁或乳块，一日数次不等，持续或反复发作。

【伴发症状】

可伴有乳食减少、腹胀。

【推拿处方】

按揉内关1分钟，揉板门300次，补脾经300次，按揉足三里1分钟，逆运内八卦100次，推下七节骨100次。

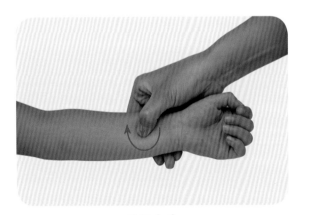

按揉内关

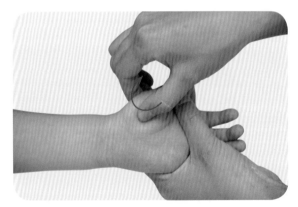

揉板门

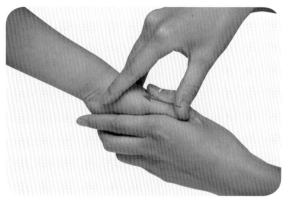

补脾经

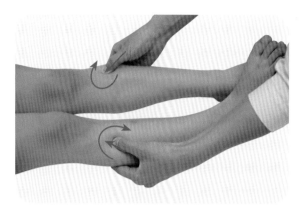

按揉足三里

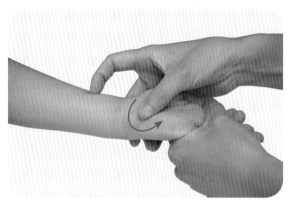

逆运内八卦

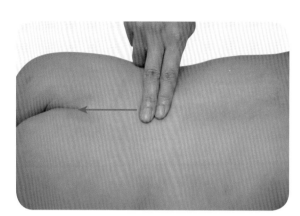

推下七节骨

【加减变化】

呕吐酸臭乳块或不消化食物者，加分腹阴阳50次；食入即吐、呕吐酸腐者，加清天河水200次、清胃经200次；伴惊惕不安者，加揉小天心1分钟、清肝经200次。

【主要护理要求】

1. 注意合理喂养并加强护理。母亲在孕期要注意乳房护理，有奶头凹陷者要逐渐将奶头提拉出来，便于宝宝出生后吸奶；用奶瓶喂奶时要注意消毒，吃奶时应防止吸奶过急、过冲；喂奶次数不要过多，喂奶量不要过大；喂奶前不要让宝宝过于哭闹；不要吸吮带眼的假奶头；喂奶时要使奶瓶中的奶水充满奶头。做到以上这些，可以防止宝宝胃内吸入过多的空气而致呕吐。喂奶后不要过早地翻动宝宝，最好把宝宝竖起来，轻轻拍打背部，使他打出几个"饱嗝"后，再放回床上，这样宝宝就不容易发生呕吐了。

2. 对于容易发生呕吐的孩子，最好在喂奶后，将他的床头抬高一些，头侧卧位睡觉，防止呕吐时发生窒息或引起吸入性肺炎。

3. 呕吐时，家长应立即将患儿的头侧向一边，以免呕吐物呛入气管而引起吸入性肺炎。呕吐严重者应禁食。

【注意事项】

1.由于哺乳方法不当或吸奶时吞入少量空气所产生的吐乳，称为"溢乳"，不属病态。

2.引起呕吐的原因很多，治疗时必须注意鉴别并查明原因，不能单纯见吐止吐，以免贻误病情。

四 | 新生儿黄疸

新生儿黄疸是以婴儿出生后面目、皮肤、黏膜发黄为特征的病症。中医称为"胎黄"或"胎疸"。

【主要表现和特点】

婴儿出生后2～3天开始出现身体皮肤、黏膜发黄。本病有生理性黄疸与病理性黄疸之分。①生理性黄疸：婴儿出生2～3天后出现黄疸，颜色较淡，无其他症状，一般情况良好，在1～2周内逐渐消失，早产儿则消退较迟。②病理性黄疸：出生后24小时内即出现黄疸，发展快，黄色明显，消退后可再次出现，或于生后1周甚至数周后开始出现乳食不振，大便呈灰白色。

【推拿处方】

补脾经300次，清肝经200次，清天河水300次，退六腑200次，揉板门300次，顺运内八卦300次，清小肠500次，清大肠300次。

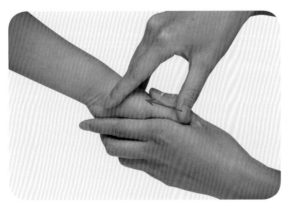

补脾经

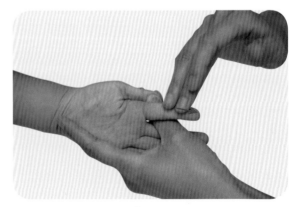

清肝经

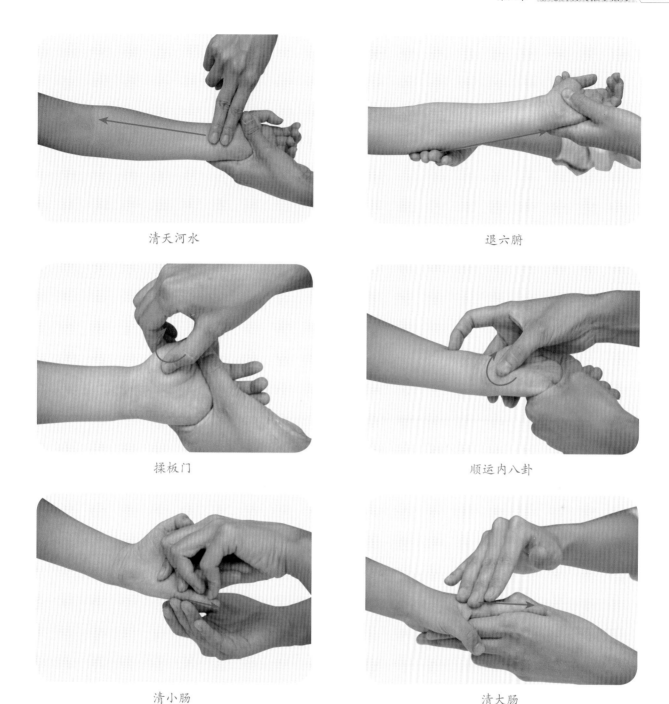

清天河水　　　　　　　　　　　　　　退六腑

揉板门　　　　　　　　　　　　　　顺运内八卦

清小肠　　　　　　　　　　　　　　清大肠

【加减变化】

黄疸颜色鲜明者，加分手阴阳 300 次、清胃经 300 次；黄疸颜色淡而晦暗无华，或黄疸日久不退者，加揉外劳宫 300 次、揉板门 500 次、推三关 300 次、揉脊柱 10 遍、分手阴阳 300 次。

【主要护理要求】

1. 婴儿出生后就应密切观察其巩膜黄疸情况，及时了解黄疸出现的时间及消退的时间，一旦发现黄疸应尽早治疗，并观察黄疸色泽变化，以了解黄疸的进退。

2. 婴儿出生后要注意保暖，尽早给婴儿吃到奶。

3. 发现新生儿黄疸指数高的时候，可以给孩子喝点葡萄糖水。把葡萄糖加入水中，喂给孩子喝，这是去黄疸的有效方法。

4. 护理黄疸患儿，应适当给予光照，不应避光，适当的光照对黄疸的消退有积极的作用。

【注意事项】

1. 母亲在妊娠期要注意饮食卫生，忌烟、酒和辛热之品，不可滥用药物。如孕母有肝炎病史，或曾生产过病理性黄疸婴儿，则应加强产前检查，测定血中抗体及其动态变化，并采取相应的措施（如预防性服药）。

2. 对于重症患儿，要及早发现和治疗。

3. 对于溶血性黄疸及阻塞性黄疸，推拿治疗无效。

五　急性发热

急性发热是指突然出现的发热，主要见于外感发热，病程一般较短，具有起病急、热度高的特点。

【主要表现和特点】

以体温异常升高为主。

【伴发症状】

可伴有寒战、畏寒、有汗或无汗、头晕头痛、周身酸痛、呕吐或食欲下降等。

【推拿处方】

开天门 300 次，推坎宫 300 次，揉太阳 300 次，揉耳后高骨 300 次，推脊 100 次，清肺经 500 次，清天河水 300 次。

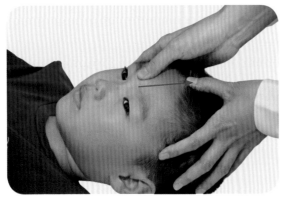

开天门

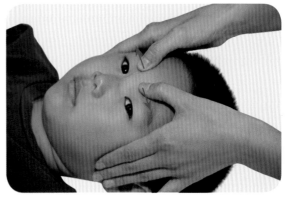

推坎宫

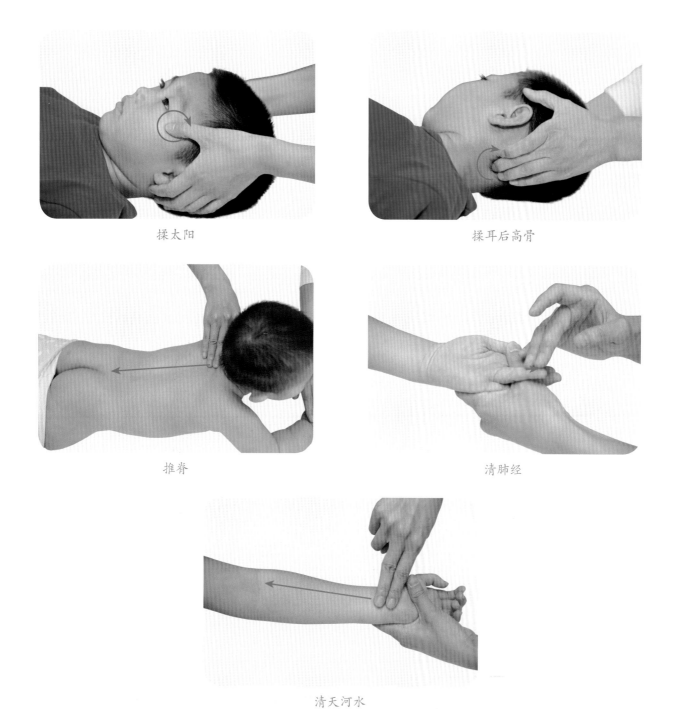

揉太阳　　　　　　　　　　　　　　揉耳后高骨

推脊　　　　　　　　　　　　　　　清肺经

清天河水

【加减变化】

伴有寒战、畏寒者，去掉推脊、清天河水，加揉外劳宫 500 次、推三关 500 次；伴咳嗽、痰鸣气急者，加推揉膻中 3 分钟、擦肺俞至局部发热；伴有呕吐或食欲下降者，加揉中脘 2 分钟、推揉板门 300 次、分腹阴阳 50 次；伴烦躁不安、惊惕不安者，加清肝经 500 次、揉小天心 300 次、掐揉五指节 10 次。

【主要护理要求】

1.加强日常护理，适寒温增减衣物，避风寒。

2.注意饮食有节，以免损害脾胃。病后注意调养，以免病情反复。

【注意事项】

若患儿高热不退或反复发热，应引起重视，尽快前往医院就诊，以免贻误病情。

六　长期低热

长期低热，一般指热程较长，超过2～3周，体温在38℃以下。低热在许多疾病中均可见到。

【主要表现和特点】

低热不退，病程持久。

【伴发症状】

可伴有精神疲惫、不思饮食、口渴咽干等症状。

【推拿处方】

补脾经500次，揉板门300次，揉上马500次，推小横纹200次，清天河水800次，顺运内八卦300次，揉涌泉500次。

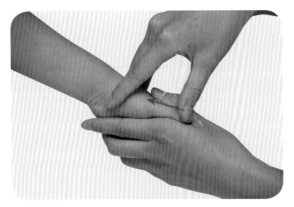

补脾经

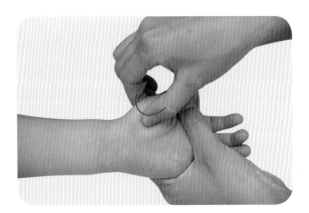

揉板门

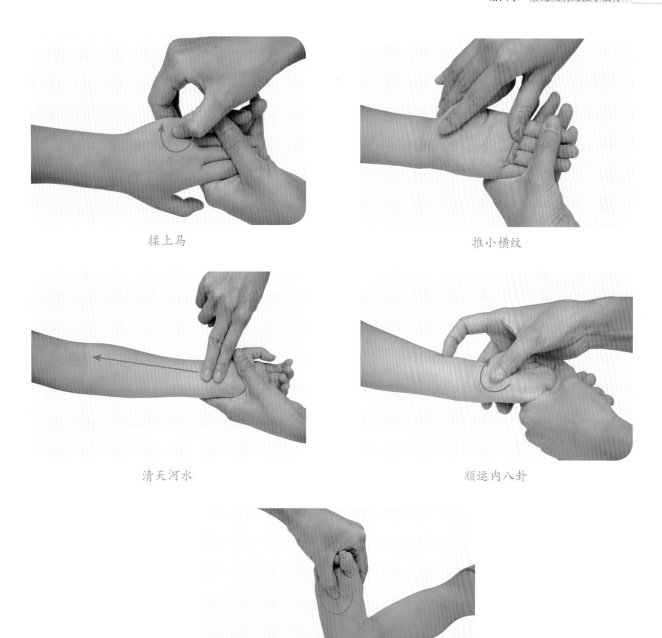

揉上马　　　　　　　　　　　　　推小横纹

清天河水　　　　　　　　　　　　顺运内八卦

揉涌泉

【加减变化】

若烦躁不安者，去掉揉板门，加清肝经 500 次、分手阴阳 200 次；若自汗盗汗者，加揉肾顶 300 次、补肾经 500 次；若不思乳食、腹胀者，加清大肠 600 次、分腹阴阳 100 次、摩腹 5 分钟。

【主要护理要求】

加强日常护理，适寒温增减衣物，避风寒；注意饮食有节，以免损害脾胃。

【注意事项】

若患儿持续低热，应尽早治疗，及时进行全面检查，找出致热原因，以免耽误病情。

七 | 高热惊厥

高热惊厥是儿科常见的危重急症，是指单纯的体温突然升高所致的惊厥。多见于 6 个月至 3 岁的小儿。

【主要表现和特点】

高热，并在此基础上突然出现一过性意识丧失，面及四肢呈强直性或阵挛性收缩，甚至头身后仰、角弓反张等。

【伴发症状】

面色苍白或青紫，部分患儿可伴有大小便失禁，抽搐缓解后多有身体疲倦、出汗等。

【推拿处方】

捣小天心 500 次，开天门 500 次，推囟门 300 次。

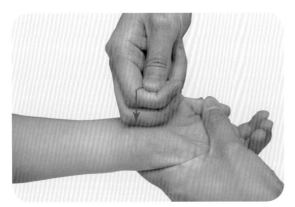
捣小天心

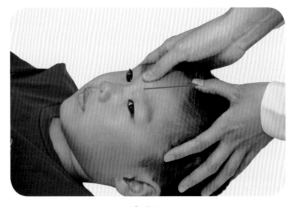
开天门

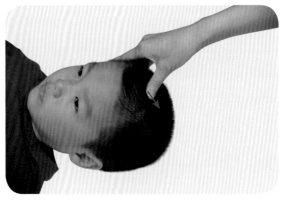
推囟门

【加减变化】

抽搐发作期，加掐人中 10 次、挤捏大椎 3 ～ 5 次、推天柱骨 100 次、掐揉五指节 3 分钟、揉百虫 30 次；缓解期，加补肾经 300 次、补脾经 500 次、清天河水 200 次、分手阴阳 200 次、按揉一窝风 100 次、捏脊 10 遍。

【主要护理要求】

1. 惊厥发作时，应将患儿平放，头侧位，清除鼻腔及口腔分泌物、呕吐物，保持呼吸道通畅，防止窒息。用纱布包裹压舌板，放于上下牙之间，以防伤舌体。应加强保护，以防扭伤四肢。

2. 抽搐停止后，短期内的食物以流质素食为主。不会吞咽者，给予鼻饲。病情好转后，给予高营养、易于消化的食物。

【注意事项】

1. 对于高热惊厥患者，在发作期一定要及时治疗抽搐。

2. 对于缓解期患者，应以调理身体的阴阳平衡为主。推拿时应把重点放在缓解期的治疗上，以防止高热惊厥再次发生。

3. 加强体育锻炼，增强体质，提高抗病能力，尽量避免感冒、发热等疾病的发生。

八 | 感冒

感冒俗称"伤风"，多因感受外邪所致。本病一年四季均可发生，以气候骤变及冬春时节发病率最高。

【主要表现和特点】

发热、恶寒、头痛、鼻塞流涕、喷嚏、咳嗽。

【伴发症状】

呕吐、腹泻或高热惊厥。

【推拿处方】

开天门 300 次，推坎宫 300 次，揉太阳 300 次，揉耳后高骨 300 次，揉一窝风 2 分钟，推天柱骨 400 次，清天河水 500 次，拿风池 10 次。

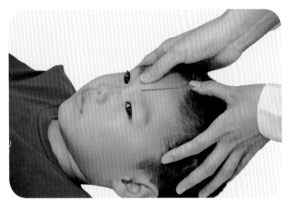

开天门

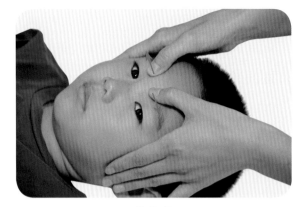

推坎宫

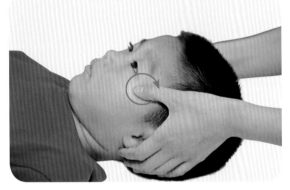

揉太阳

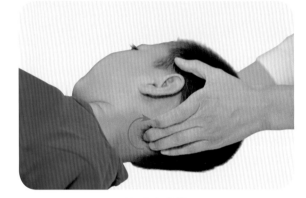

揉耳后高骨

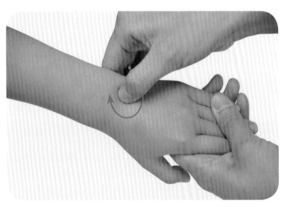

揉一窝风

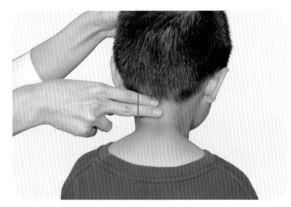

推天柱骨

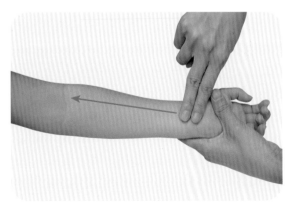

清天河水

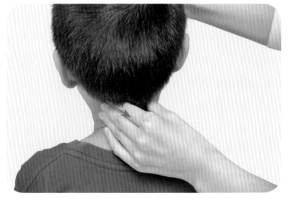

拿风池

【加减变化】

伴咳嗽剧烈、咳声重浊、喉中痰鸣者，加擦肺俞至局部发热、擦膻中至局部发热、揉天突 3 分钟；伴高热者，加退六腑 500 次、推脊 200 次；伴有腹胀、呕吐、大便干结者，加揉板门 2 分钟、顺运内八卦 500 次、清胃经 400 次、摩腹 3 分钟；伴有惊惕、惊叫甚至惊厥者，加清肝经 400 次、捣小天心 500 次、清心经 500 次。

【主要护理要求】

1. 居室保持空气流通、新鲜，每天可用食醋 50mL，加水熏蒸 20 ～ 30 分钟，对空气进行消毒。

2. 发热期间多饮温水，汤药应热服。饮食应以易消化、清淡为主，如米粥、新鲜蔬菜、水果等，忌食辛辣、寒凉、油腻的食物。

【注意事项】

平时应随气候变化及时增减衣物，避免着凉。发病期间注意观察病情变化，如病情严重则应及时到医院就诊。

九　哮喘发作期

哮喘发作期，是指患儿哮喘症状明显，以发作性的哮鸣气促、呼气延长为特征，是小儿时期常见的一种肺部疾患。常在诱因的作用下发病，大多在 3 岁以内起病，一般起病较急。

【主要表现和特点】

常常突然发病，发作时喉间痰鸣，呼吸急促，甚至呼吸困难，喘息抬肩，不能平卧。

【伴发症状】

可伴有咳嗽、两肺满布哮鸣音等。

【推拿处方】

开天门 500 次，推坎宫 500 次，揉太阳 1 分钟，揉耳后高骨 1 分钟，按揉大椎 2 分钟，擦肺俞至局部发热，擦膻中至局部发热，揉定喘 2 分钟，拿肩井 1 分钟，清肺经 3 分钟，清肝经 3 分钟，揉掌小横纹 2 分钟，揉上马 2 分钟，逆运内八卦 3 分钟。

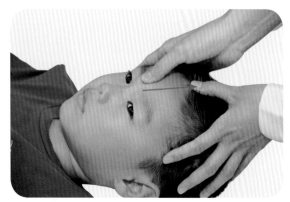

开天门

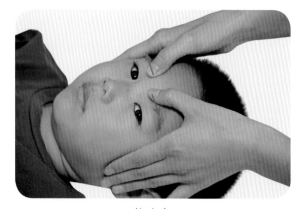

推坎宫

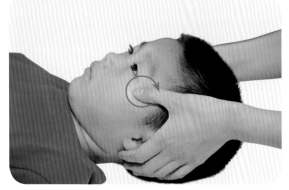

揉太阳

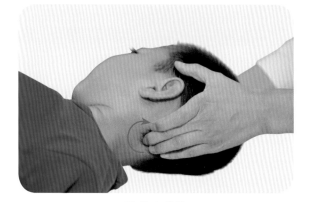

揉耳后高骨

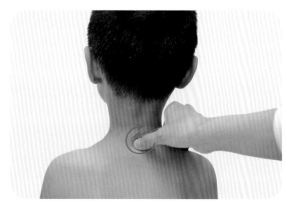

按揉大椎

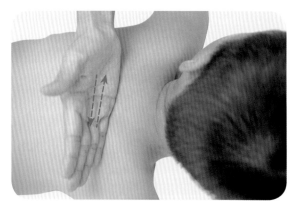

擦肺俞

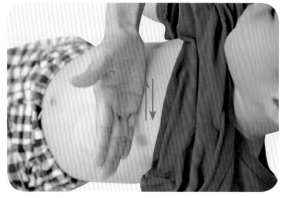

擦膻中

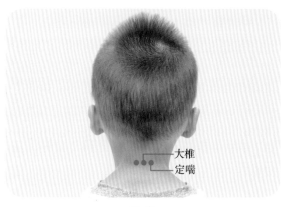

定喘

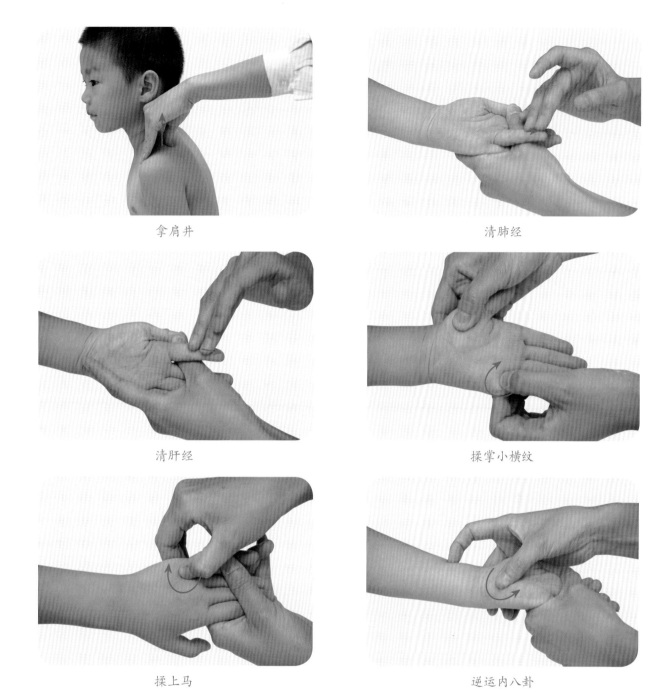

拿肩井　　　　　　　　　　　清肺经

清肝经　　　　　　　　　　　揉掌小横纹

揉上马　　　　　　　　　　　逆运内八卦

【加减变化】

咳痰清晰色白呈泡沫样、四肢不温者，加推三关 400 次、揉外劳宫 2 分钟、揉大椎 1 分钟；伴口干、苔黄、咳痰黄稠、咽红、大便干结者，加清天河水 500 次、退六腑 500 次、揉膊阳池 500 次、推脊 100 次；伴气短懒言、语声低微、平素易于感冒者，加捏脊 5 ～ 7 遍、揉肺俞 3 分钟。

【主要护理要求】

1.注意保暖，防止感冒，并增强身体抵抗力。

2.避免接触有刺激性的气体、灰尘等过敏源。

3.饮食宜清淡，忌肥甘厚味。

【注意事项】

1.哮喘发作期应以控制喘促症状为主。

2.如因接触过敏源所致，应首先避免接触过敏源；如因感染所致，应积极控制感染。

3.对于痰多的患者，一定要积极给予化痰治疗。

✚ 哮喘缓解期

哮喘缓解期，是指哮喘患儿没有明显的喘促症状，而是处于相对平稳的状态的一种特定阶段。

【主要表现和特点】

哮喘反复发作，但目前处于哮喘发作的间歇期。

【伴发症状】

平时体质较弱，容易患感冒、咳嗽，或容易患过敏性疾病等。

【推拿处方】

补脾经 500 次，推三关 500 次，擦膻中至局部发热，擦肺俞至局部发热，捏脊 7～10 遍，拿肩井 1 分钟，分手阴阳 300 次，清肺经 3 分钟，揉掌小横纹 2 分钟，揉上马 2 分钟，逆运内八卦 2 分钟。

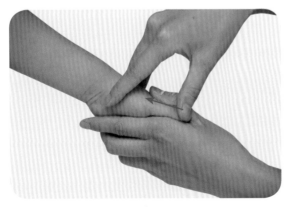

补脾经

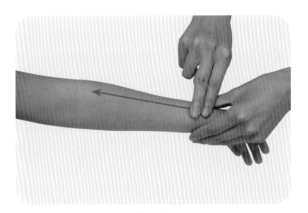

推三关

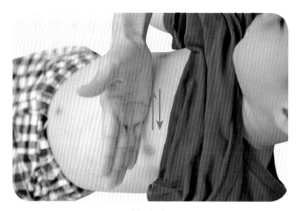

擦膻中

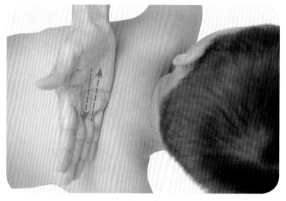

擦肺俞

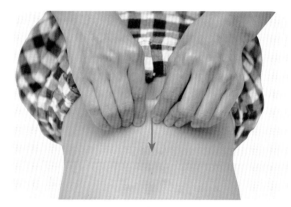

捏脊一

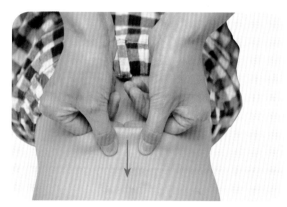

捏脊二

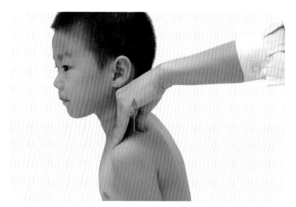

拿肩井

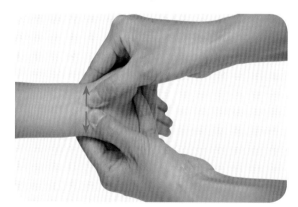

分手阴阳

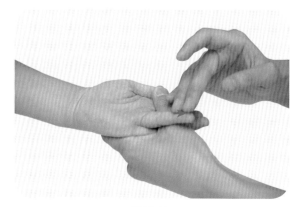

清肺经

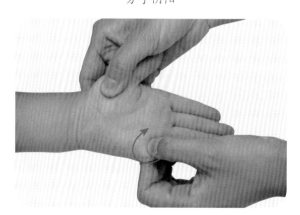

揉掌小横纹

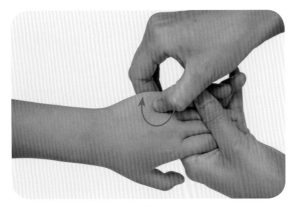

揉上马

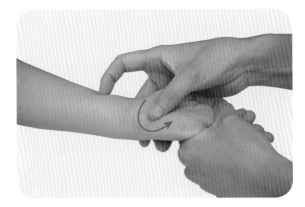

逆运内八卦

【主要护理要求】

1. 加强体育锻炼，提高身体的抵抗力。

2. 避免接触过敏源。

【注意事项】

1. 哮喘缓解期，推拿治疗时应以改善身体素质、调整机体状态为主。

2. 推拿疗法对哮喘缓解期有良好的治疗作用，可以在一定程度上改善或控制哮喘的发作症状。

十一 急性肺炎

急性肺炎是以发热、咳嗽、气促、呼吸困难为临床主要表现的肺系疾病。 3 岁以内的小儿在冬、春季节易患此病。

【主要表现和特点】

发热、咳嗽、呼吸困难、气促、鼻煽等症状。

【伴发症状】

可伴有痰鸣、胸痛、精神萎靡、烦躁不安、呕吐、食欲不振、腹泻甚至昏迷惊厥等症状。

【推拿处方】

清肺经 3 分钟，清肝经 3 分钟，清天河水 500 次，退六腑 400 次，揉掌小横纹 2 分钟，揉上马 2 分钟，擦膻中至局部发热，擦肺俞至局部发热，揉丰隆 1 分钟。

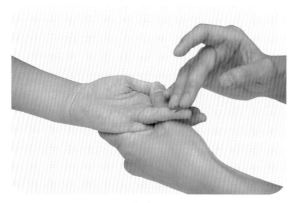

清肺经

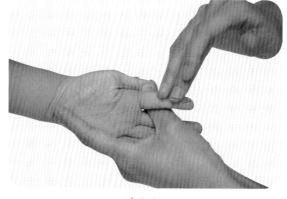

清肝经

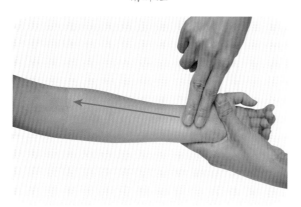

清天河水

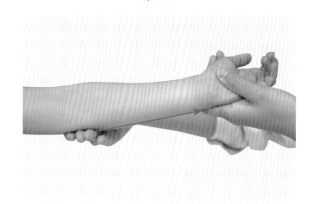

退六腑

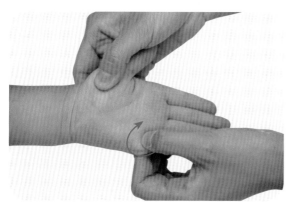

揉掌小横纹

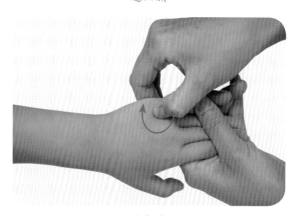

揉上马

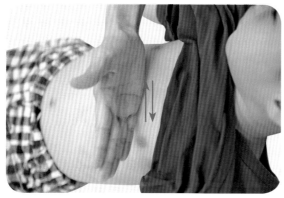

擦膻中

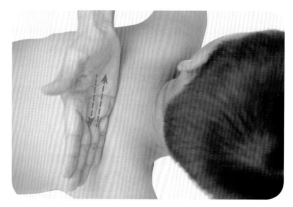

擦肺俞

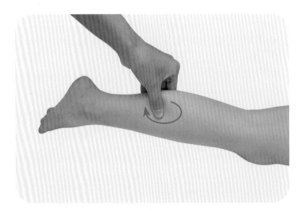

揉丰隆

【加减变化】

伴有精神萎靡、烦躁不安者，加捣小天心 500 次、开天门 500 次；伴有痰鸣、胸痛者，加搓摩胁肋 200 次；高热、面赤口渴、口唇青紫者，加推脊 200 次；伴有呕吐、食欲不振者，加揉中脘 2 分钟、清胃经 500 次。

【主要护理要求】

1. 患儿所住房间的空气要新鲜，温度适宜。

2. 患儿应进食清淡的食物。

【注意事项】

推拿疗法虽然对急性肺炎患儿有一定的疗效，但在控制呼吸衰竭、心脏衰竭等特殊情况时，尚缺乏有效的手段，因此，重症肺炎患儿一定要到医院就诊，以免延误病情而发生危险。

十二 慢性肺炎

肺炎病程在 3 个月以上者，称为慢性肺炎。一般多由病毒性肺炎、衣原体感染性肺炎、支原体感染性肺炎迁延未愈或反复发作，逐渐演变成慢性肺炎。

【主要表现和特点】

咳嗽、咳痰或肺炎反复发作等症状。

【伴发症状】

可伴有低热、痰鸣、胸痛等症状。

【推拿处方】

清肺经 500 次，揉掌小横纹 2 分钟，揉上马 2 分钟，按揉足三里 2 分钟，捏脊 7 ～ 10 遍，搓摩胁肋 50 次，补脾经 500 次。

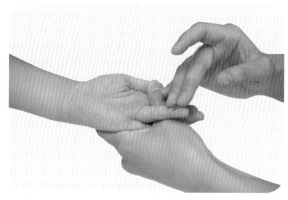

清肺经

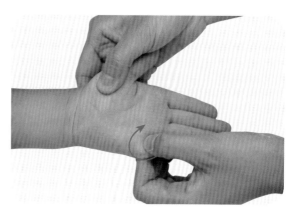

揉掌小横纹

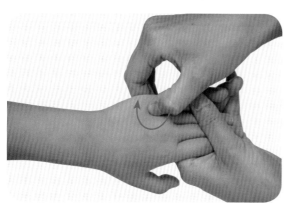

揉上马

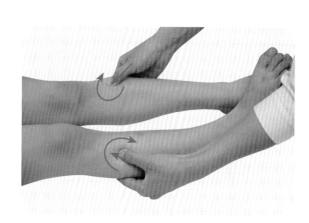

按揉足三里

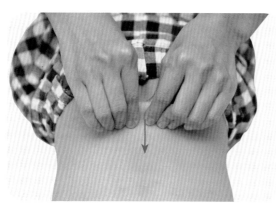

捏脊一

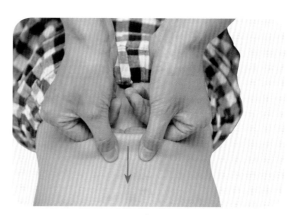

捏脊二

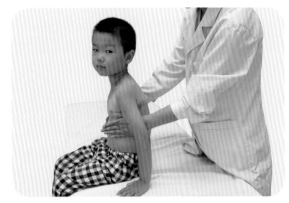

搓摩胁肋

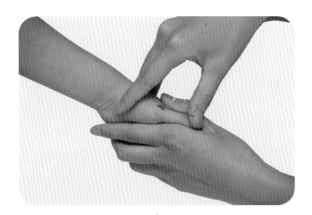

补脾经

【加减变化】

伴低热者，加清天河水 500 次、补肾经 500 次；痰鸣、胸痛者，加揉板门 300 次、揉丰隆 1 分钟、揉肺俞 2 分钟、捏脊 5 遍。

【主要护理要求】

1. 患儿所住房间的空气要新鲜，温度适宜。

2. 患儿应进食营养丰富、易消化的食物。

【注意事项】

推拿疗法对慢性肺炎的疗效较好，但应注意，治疗时应以患者症状完全消失为准（包括各项理化指标恢复正常），以免病情出现反复。

十三 咳嗽

咳嗽是指以咳嗽症状为主要表现的一种肺系病症，咳以声言，嗽以痰名，有声有痰谓之咳嗽。好发于冬、春季节。

【主要表现和特点】

以咳嗽为主。

【伴发症状】

可伴有发热、咽痛、喉间痰鸣、胸闷气短、干咳少痰、少气懒言等。

【推拿处方】

清肺经 3 分钟，擦膻中至局部发热，擦肺俞至局部发热，揉天突 50 次。

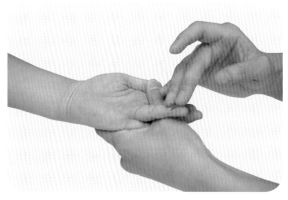

清肺经

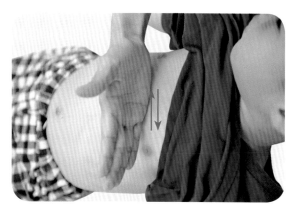

擦膻中

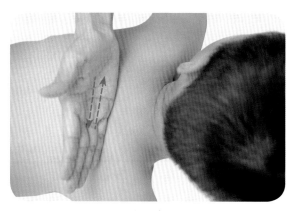

擦肺俞

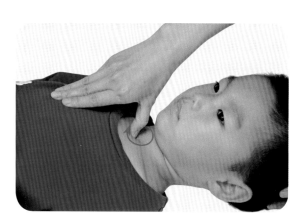

揉天突

【加减变化】

伴有发热、咽痛者，加开天门 3 分钟、推坎宫 3 分钟、揉太阳 3 分钟、揉耳后高骨 3 分钟、清天河水 500 次、退六腑 400 次、推天柱骨 200 次；伴有喉间痰鸣者，加揉丰隆 1 分钟、补脾经 500 次；伴有干咳少痰、少气懒言者，加揉大椎 500 次、揉上马 2 分钟、补脾经 500 次。

【主要护理要求】

1. 受凉常会加重病情，故要注意保暖，预防风寒侵袭。

2. 冬春季节少去公共场所，避免被传染。

3. 合理喂养，增强体质，提高健康水平。

【注意事项】

1. 运用推拿疗法治疗咳嗽时，如果发现患儿咳嗽中伴有痰声，则一定要以解决痰的问题为主，痰的问题不解决，咳嗽很难真正治愈。

2. 对于干咳少痰、病程较长的患儿，则要以止咳之法为主。

十四 | 多汗

多汗，是指患儿在安静状态下或无故全身出汗，或局部出汗过多，甚则大汗淋漓的一种病症。

【主要表现和特点】

时时汗出，动则益甚。

【伴发症状】

面色㿠白，肢体欠温，气短乏力，恶寒恶风，潮热盗汗等。

【推拿处方】

补脾经 500 次，补肺经 500 次，补肾经 500 次，揉肾顶 3 分钟。

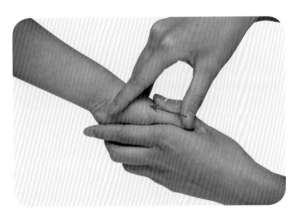

补脾经

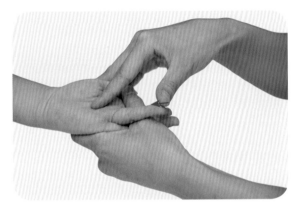

补肺经

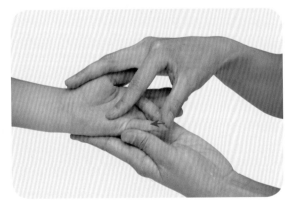

补肾经

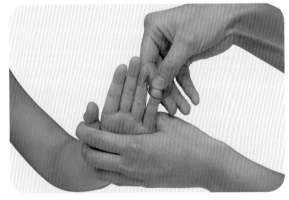

揉肾顶

【加减变化】

伴有面色㿠白、肢体欠温、气短乏力、恶寒恶风者，加推三关 400 次、揉外劳宫 2 分钟；伴有潮热盗汗者，加揉上马 500 次、揉涌泉 2 分钟、清天河水 300 次。

【主要护理要求】

1. 应勤换衣被，并随时用柔软干净的布擦身，以保持皮肤干燥。

2. 不要直接吹风，以免发生感冒或其他病变。

3. 多给患儿饮水，给予清淡、易消化的食物，忌食辛辣肥甘之品，增强体质，注意饮食营养，多摄入蔬菜类食物。

【注意事项】

对于出汗时间较长的患儿，应注意检查是否存在缺钙的问题，如果有这种情况则应及时补钙。

十五 乳蛾

乳蛾，是指咽喉部扁桃体肿大或伴红肿疼痛甚至溃烂、咽痒不适的一种疾病。一般 4～5 岁后扁桃体逐渐增大，到 12 岁以后开始逐渐萎缩。

【主要表现和特点】

扁桃体肿大或红肿疼痛甚至溃烂。

【伴发症状】

咽痛、吞咽困难、发热、头痛等。

【推拿处方】

清肺经 300 次，清肝经 300 次，清天河水 100 次，退六腑 200 次，掐少商 20 次，揉合谷 2 分钟，揉掌小横纹 500 次，揉上马 500 次，推天柱骨 300 次，挤捏天突至局部瘀血，挤捏大椎至局部瘀血。

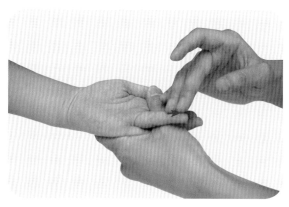

清肺经

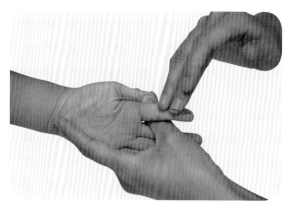

清肝经

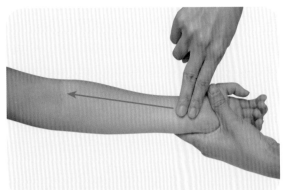
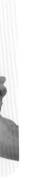

清天河水

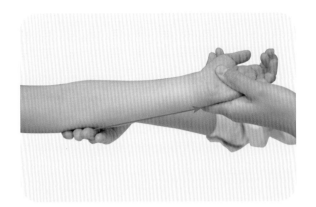

退六腑

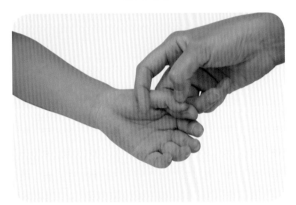

掐少商

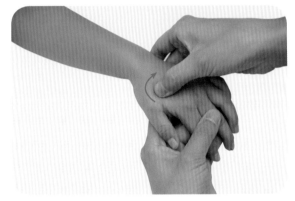

揉合谷

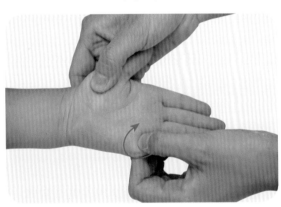

揉掌小横纹

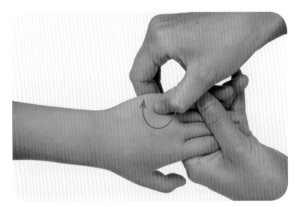

揉上马

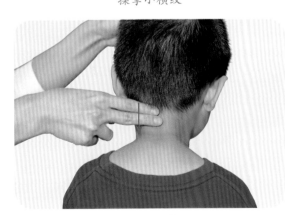

推天柱骨

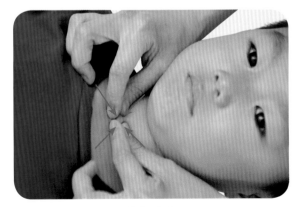

挤捏天突

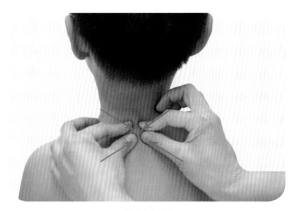

提捏大椎

【加减变化】

发热、头痛者，加开天门 300 次、推坎宫 300 次、揉太阳 300 次、揉耳后高骨 300 次；咽痛、吞咽困难者，加揉一窝风 1 分钟、揉小天心 500 次、揉涌泉 3 分钟、分手阴阳 500 次。

【主要护理要求】

1. 患儿应注意休息，室内温度不宜过高，以不感觉冷为宜，空气要新鲜，不要在室内抽烟，减少患儿咽部刺激。

2. 注意口腔卫生，多喝开水或水果汁，以补充体内水分。

3. 不要到人口密集的场所，特别是在呼吸系统疾病流行之际。

4. 注意加强饮食营养，增强体质，提高机体抵抗力。

【注意事项】

对于并发高热、扁桃体化脓者，应积极给予药物治疗，或配合放血疗法等。

十六 | 口疮

口疮是儿童常见的一种以口颊、舌边、上颚、齿龈等处发生溃疡为特征的口腔疾病。发病多与饮食失调或发热疾患有关。

【主要表现和特点】

口腔黏膜发生一个或数个淡黄色或灰白色大小不等的小疮或溃疡面。

【伴发症状】

口腔疼痛，进食哭闹，或不愿意进食，流口水等症状。

【推拿处方】

清天河水 500 次，退六腑 300 次，清肺经 500 次，补肾经 300 次，清肝经 300 次，揉掌小横纹 500 次，揉上马 500 次，揉板门 300 次，分手阴阳 300 次。

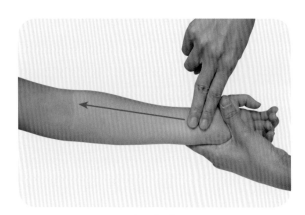

清天河水

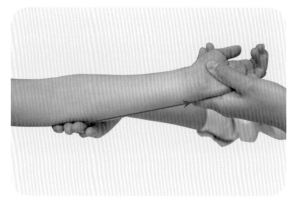

退六腑

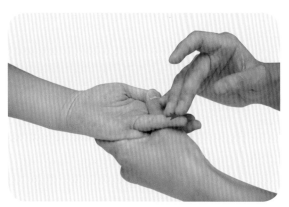

清肺经

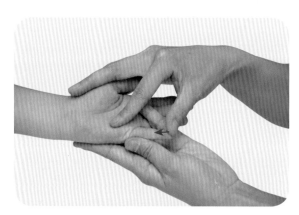

补肾经

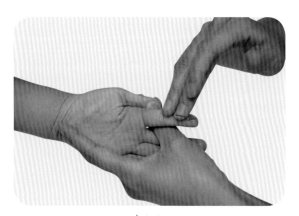

清肝经

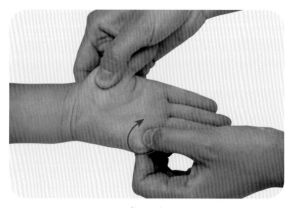

揉掌小横纹

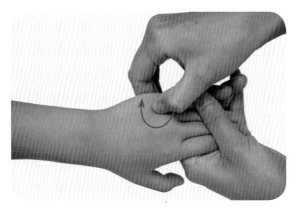

揉上马

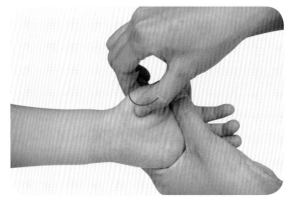

揉板门

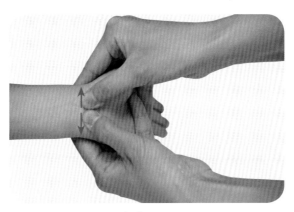

分手阴阳

【加减变化】

口腔溃疡面较多、溃疡面周围红赤者，加清小肠 500 次、清大肠 200 次、清胃经 300 次；溃疡面周围发白者，加补脾经 500 次、顺运内八卦 500 次。

【主要护理要求】

1. 口疮反复发作，患儿痛苦不堪，应加强护理，不要给患儿吃过热、过硬及有刺激性的食物，应进流食。

2. 注意口腔卫生，要经常用温开水漱口。

【注意事项】

1. 对于高热的患儿，要及时给予对症治疗。

2. 针对此证应以预防为主，首先应注意口腔清洁，勤漱口，多饮水，多吃新鲜水果及蔬菜，患了发热性疾病，一定要注意口腔护理，保持大便通畅。家长要注意奶瓶、奶头及餐具的清洁消毒工作。

十七　呕吐

呕吐，是一种以食物由胃反口而出为主要表现的病症。它既可以单独的一种症状出现，也可以是多种疾病中的一种表现。年龄越小，发病率越高。

【主要表现和特点】

呕吐胃内容物，或是清水痰涎，或是黄绿色液体。

【伴发症状】

可伴有恶心、不欲饮食、腹胀等。

【推拿处方】

按揉内关 1 分钟，揉板门 400 次，补脾经 300 次，按揉足三里 2 分钟，逆运内八卦 500 次，揉脾俞 1 分钟，揉胃俞 1 分钟，分腹阴阳 100 次。

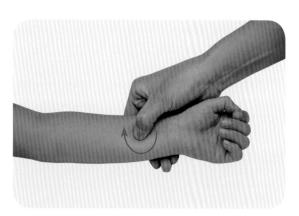

按揉内关

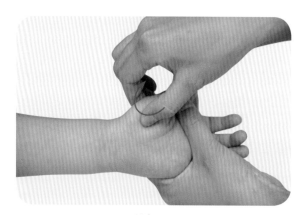

揉板门

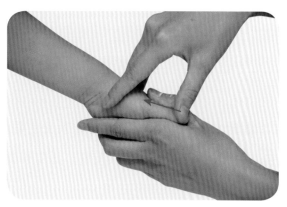

补脾经

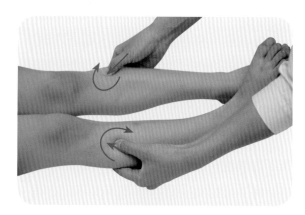

按揉足三里

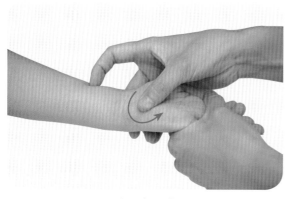

逆运内八卦

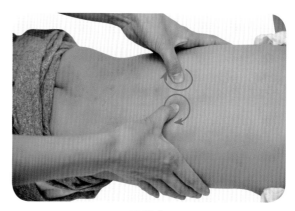

揉脾俞

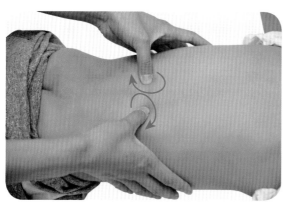

揉胃俞

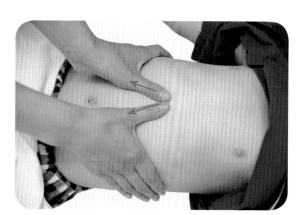

分腹阴阳

【加减变化】

呕吐物为酸臭乳块或不消化食物者，加清胃经100次、分腹阴阳50次；伴有恶心、不欲饮食、腹胀者，加清胃经500次、推小横纹400次；受惊恐后呕吐者，加清肝经100次、捣小天心500次、开天门300次、摩囟门300次。

【主要护理要求】

1. 呕吐时，家长要立即将患儿的头侧向一边，以免呕吐物呛入气管而引起吸入性肺炎。

2. 患儿呕吐时不要喂奶、喂药，也不要随意搬动患儿。

3. 注意饮食调节，呕吐期间患儿要尽量进食一些易消化的食物，喂食要定时定量。

【注意事项】

引起呕吐的原因很多，治疗时必须注意鉴别并查明原因，一方面要积极止吐，另一方面应针对病因进行治疗，不能单纯见吐止吐。

十八 夜啼

小儿白天能安静入睡，入夜则啼哭不安，或每夜定时啼哭，甚则通宵达旦，称为夜啼。

【主要表现和特点】

入睡后啼哭不止，轻重表现不一，但白天安静。

【伴发症状】

多伴有心神不宁、惊惕不安的症状。

【推拿处方】

清肝经 300 次，捣小天心 600 次，开天门 200 次，摩囟门 400 次，清心经 300 次，分手阴阳 300 次，顺运内八卦 500 次。

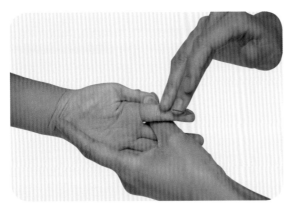

清肝经

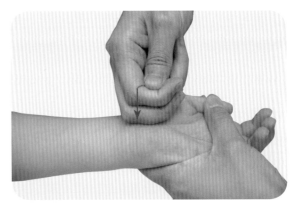

捣小天心

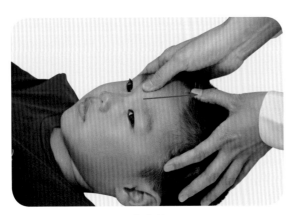

开天门

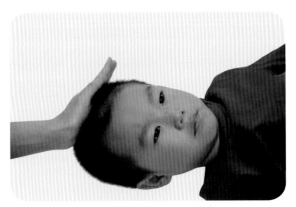

摩囟门

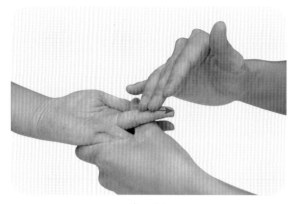

清心经

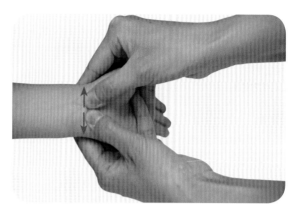

分手阴阳

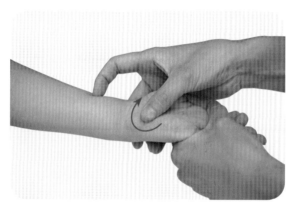

顺运内八卦

【加减变化】

伴有啼哭声低、不思饮食、大便溏薄、腹喜摩按者，加推脾经 500 次、推三关 500 次、补大肠 300 次；伴有面红、尿黄、舌红者，加退六腑 300 次、揉上马 500 次、清天河水 500 次；伴有夜间啼哭、厌食吐乳、嗳腐泛酸、腹痛胀满、睡卧不安、大便酸臭、舌苔厚腻者，加清胃经 400 次、摩腹 200 次、清板门 500 次。

【主要护理要求】

1. 小儿啼哭首先应从生活护理上找原因，如饥饿、寒冷等因素。

2. 生活规律，饮食要有时有节，定时定量。

【注意事项】

1. 应注意与不适、拗哭相鉴别。

2. 若年龄稍大的儿童经常出现此症状，应注意与癫痫相鉴别。

十九 遗尿

遗尿，是指年龄在 3 周岁以上，睡中小便自遗，醒后方觉的一种疾病，又称遗溺、尿床。

【主要表现和特点】

每夜或隔几天发生尿床，甚则一夜尿床数次。

【伴发症状】

可伴有睡眠较深、不易唤醒、面色萎黄、精神不振、智力减退、饮食无味等症状。

【推拿处方】

补脾经 500 次，推三关 500 次，补肾经 500 次，揉肾俞 1 分钟，揉丹田 500 次，揉上马 200 次，揉外劳宫 500 次，按揉三阴交 2 分钟，掐夜尿点 10 次，擦八髎至局部发热。

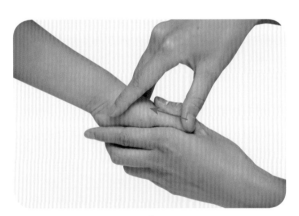

补脾经

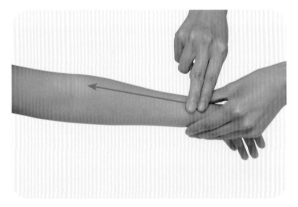

推三关

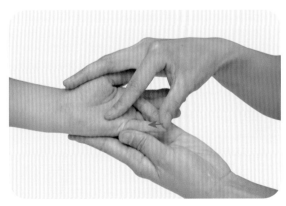

补肾经

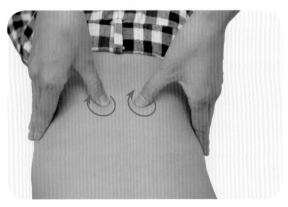

揉肾俞

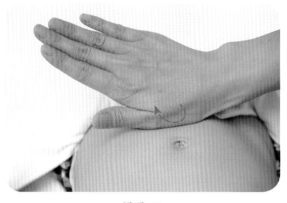

揉丹田

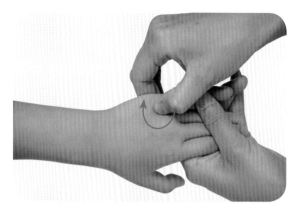

揉上马

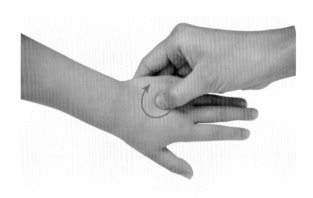

揉外劳宫

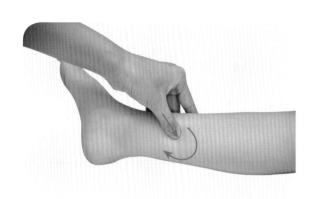

揉三阴交

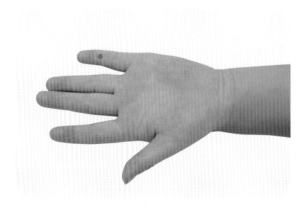

夜尿点

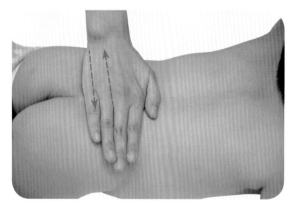

擦八髎

【主要护理要求】

1. 培养患儿夜间自主排尿的习惯，白天不要过度疲劳。

2. 避免腰部、下肢、足部着凉，冬天应做好上述部位的保暖工作。

【注意事项】

1. 应注意鉴别是原发性遗尿还是继发性遗尿。对于继发性遗尿，应在治疗遗尿的同时，积极治疗原发病。

2.治疗结束后应继续巩固治疗一段时间，以免病情出现反复。

二十 肌性斜颈

多在出生后发现小儿头向一侧倾斜，脸面旋向另一侧，称为肌性斜颈，又名"先天性斜颈""胸锁乳突肌痉挛缩性斜颈"。

【主要表现和特点】

头向一侧倾斜，颜面旋向另一侧。

【伴发症状】

病程稍长的患者可以出现颜面部发育不对称，患侧偏小，健侧偏大。部分患者患侧胸锁乳突肌可触到条索状硬结或紧张。

【推拿处方】

1.先用拇指或食、中、无名指在患侧胸锁乳突肌及周围软组织做按揉，时间5～8分钟。

2.然后用拇、食二指反复提拿和拿揉患侧胸锁乳突肌，时间10～20分钟。

3.将头向健侧扳动或旋转，反复数次。力度宜逐渐加重，幅度宜逐渐加大，手法一定要柔和，切不可超出正常的生理活动范围。

4.用两拇指分向理抹牵拉患处胸锁乳突肌肌腱，逐渐拉长患肌，反复操作10～20次。

5.抹桥弓10～20次。

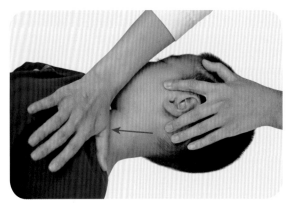

抹桥弓

6. 最后，仍在患处用按揉法放松局部，并点按天宗、肩井、肩外俞、耳后高骨、秉风等穴位。整个治疗过程约 30 分钟。

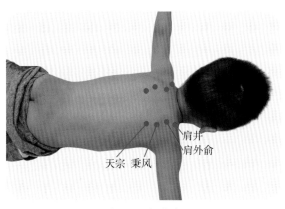
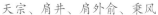

天宗、肩井、肩外俞、秉风

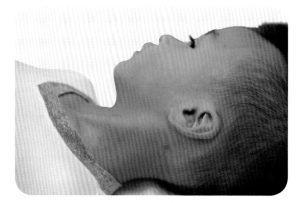

耳后高骨

【主要护理要求】

1. 家长在日常给患儿哺乳、怀抱以及睡眠时，有意使患儿的头向健侧转动，以帮助矫正畸形。

2. 可配合局部温热或红外线等理疗，以促进血液循环，帮助肿块吸收。

【注意事项】

1. 按摩时，一定要以胸锁乳突肌局部为主，手法要轻柔，治疗时需用滑石粉等介质，以免擦伤患儿的皮肤。

2. 在做头部扳法时应谨慎，顺势而动，不可盲目，以免出现意外。

二十一 | 尿频

本病以尿频、尿急为特征，但无排尿疼痛，尿常规及尿培养检查无异常，属于泌尿系统疾患。小儿的发病率较高，女孩高于男孩。

【主要表现和特点】

患儿不时想小便，一般每天超过 10 次，每次尿量不多。

【伴发症状】

常伴有面色㿠白、四肢不温、口干口渴、神疲乏力等。

【推拿处方】

补脾经 500 次，补肾经 500 次，清小肠 500 次，揉肾俞 1 分钟，按揉三阴交 2 ~ 3 分钟，推箕门 400 次，揉丹田 300 次，擦八髎至局部发热。

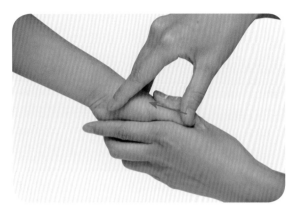

补脾经

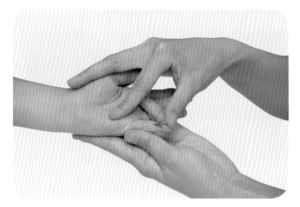

补肾经

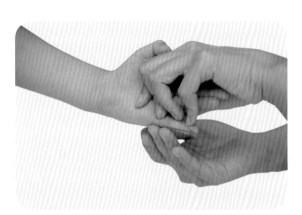

清小肠

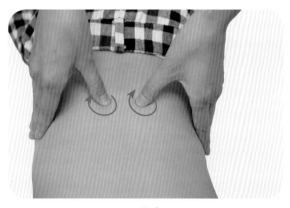

揉肾俞

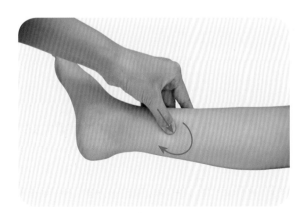

按揉三阴交

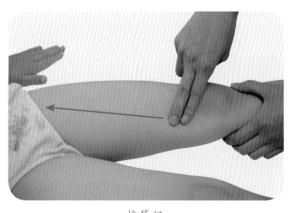

推箕门

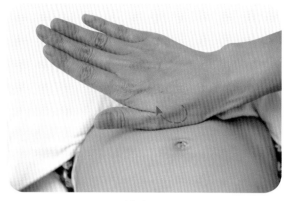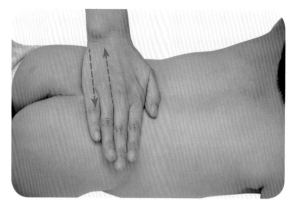

揉丹田　　　　　　　　　　　　　　擦八髎

【加减变化】

起病较急、小便频数、尿液淋沥浑浊者，加清板门 300 次、顺运内八卦 300 次、清天河水 300 次；畏寒怕冷者，加揉外劳宫 300 次、推三关 500 次、揉肾顶 300 次。

【主要护理要求】

1.患儿应防止过度疲劳和兴奋，并注意预防感冒。

2.患儿在小便时不要突然惊吓或开玩笑，以免引起大脑皮质功能紊乱，进而出现尿频甚至尿失禁。

3.避免腰部、下肢、足部着凉，冬天应做好上述部位的保暖工作。

【注意事项】

按摩前，应检查患儿尿道口是否红肿，尿常规有无改变，以排除泌尿系统感染所致的尿频。

二十二　鼻炎

鼻炎，临床以鼻塞为主要症状，为儿科多发病，与环境因素有关。

【主要表现和特点】

喷嚏、鼻塞、鼻痒、流涕。

【伴发症状】

可伴有嗅觉减退、耳鸣、流泪、咳嗽，甚则头痛、眩晕、低热等。

【推拿处方】

开天门 300 次，推坎宫 300 次，揉太阳 300 次，揉耳后高骨 300 次，揉一窝风 2 分钟，清肝经 500 次，清肺经 500 次，揉迎香 3 分钟。

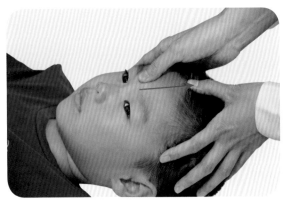

开天门

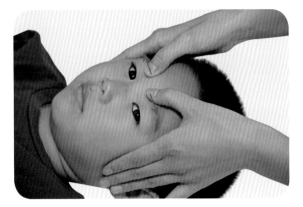

推坎宫

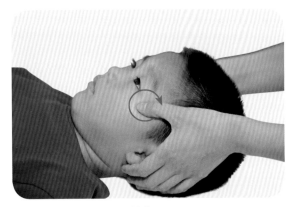

揉太阳

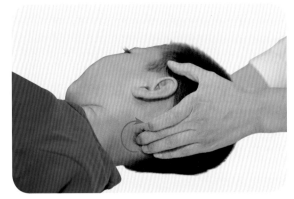

揉耳后高骨

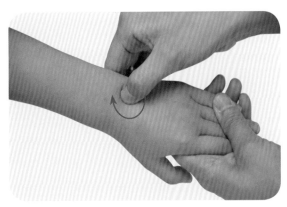

揉一窝风

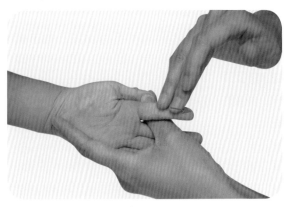

清肝经

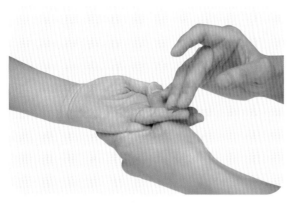

清肺经

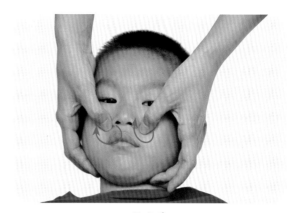

揉迎香

【加减变化】

流涕色黄而稠者，加清天河水 400 次；流涕色白清稀、鼻塞者，加推三关 400 次；鼻涕量多，或稀或黏，腹胀便溏者，加补肾经 400 次、补脾经 500 次、揉肾顶 2 分钟、顺运内八卦 300 次。

【主要护理要求】

平时要加强身体锻炼，增强抵抗力，注意寒冷适度，预防感冒；改善周围生活环境，尽量避免吸入刺激性气体，如粉尘烟雾；加强营养，饮食宜清淡、易消化，少食辛辣厚味之品，避免食用鱼虾、海鲜、鸡禽等食物。

【注意事项】

1. 小儿若患有鼻炎，危害较大，可导致鼻腔狭窄而影响通气，进而使全身各组织器官不同程度的缺氧，出现记忆力减退、智力下降、周期性头痛、头昏、视力下降、影响学习等症状表现，长期张口呼吸，不仅会因为空气刺激咽腔而导致咽炎，还会使孩子形成面部畸形，医学上俗称"鼻炎面容"。因此，小儿若患有鼻炎，一定要引起家长的重视，及早带孩子去医院治疗。

2. 应尽量避免引起其他疾病，如中耳炎等。

二十三 | 近视

近视是指由于眼远视能力不够，导致视力下降的一种眼科病症。多由于用眼不当所致。

【主要表现和特点】

远视时视物模糊，近视清楚。

【伴发症状】

伴有眼睛发胀、头部疼痛、视力疲劳等症状，高度近视者眼球较为凸出。

【推拿处方】

按揉大椎 1 分钟，开天门 500 次，推坎宫 500 次，揉太阳 500 次，揉睛明 1 分钟，揉四白 1 分钟，揉鱼腰 1 分钟，揉承泣 1 分钟。

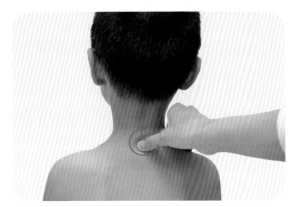

按揉大椎

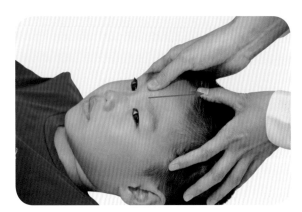

开天门

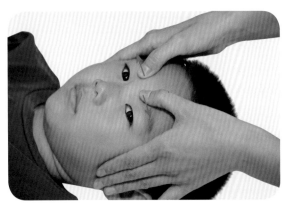

推坎宫

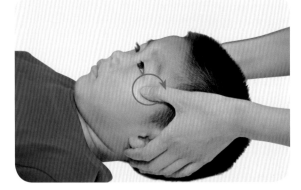

揉太阳

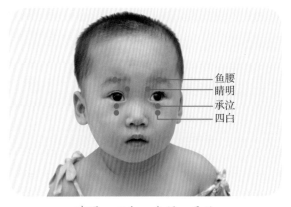

睛明、四白、鱼腰、承泣

【主要护理要求】

要注意用眼卫生，纠正不正确的用眼姿势；看书写字时，注意光线要充足，保护视力；积极锻炼身体，经常做眼保健操。

【注意事项】

1. 推拿疗法治疗本病疗效确切，不仅可以治疗假性近视，对真性近视也有一定的效果。年龄越小，治愈率越高，12岁以下患者疗效显著。

2. 眼部穴位推拿治疗时，手法不宜过重；操作者要注意手部卫生。

二十四 斜视

两眼直线向前看或向其他方向转动时，视轴应该是平行的。如果两眼正视时，视轴不能同时注视同一目标，一眼指向目标，另一眼偏离目标，称为斜视。

【主要表现和特点】

一眼偏向鼻侧或颞侧，眼球运动无障碍。

【伴发症状】

可伴有头痛、眼睛酸痛、畏光、视物模糊不清或重叠等。

【推拿处方】

按揉大椎1分钟，开天门500次，推坎宫500次，揉太阳500次，揉耳后高骨500次，揉睛明1分钟，揉四白1分钟，拿风池10次，捣小天心500次。

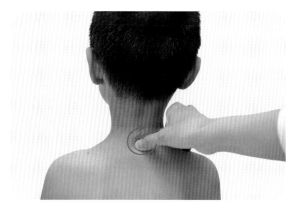
按揉大椎

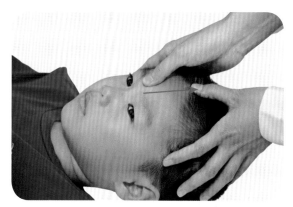
开天门

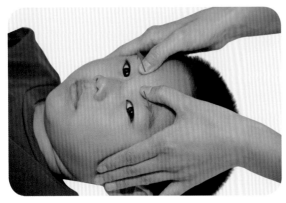

推坎宫

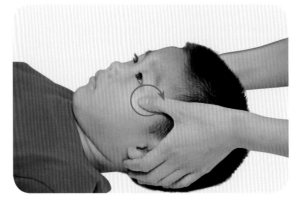

揉太阳

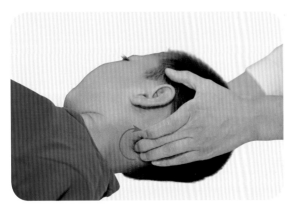

揉耳后高骨

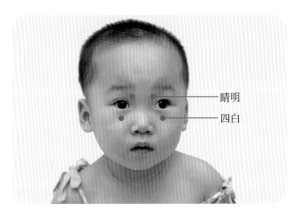

睛明、四白

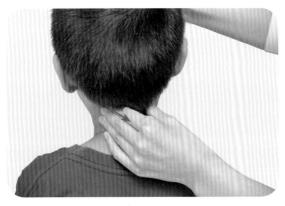

拿风池

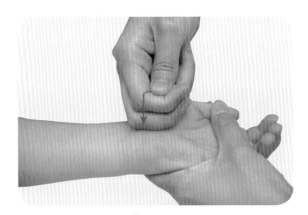

捣小天心

【主要护理要求】

1. 注意闭目休息，减少眼睛疲劳。患儿尽量少看电视、手机、平板等电子产品，不要做远眺凝视动作。对近物的注视时间也应减少，如玩积木、看书等。

2. 治疗的同时，可以配合正位训练；家长将双手食指分别竖起，置于患儿双眼前方，然后逐渐向两旁分开，并嘱患儿随之做眼球运动。经常练习，自然可见效果。

【注意事项】

1. 斜视一定要尽早治疗，否则年龄较大时治疗效果明显变差。

2. 要查清引起斜视的原因，并积极针对原发病进行治疗。

二十五 急性腹泻

急性腹泻，以发病较急、病程较短、大便次数增多、粪质稀薄或如水样为特征。一年四季均可发生，但以夏、秋季节为多。多见于两岁以内的小儿。

【主要表现和特点】

大便次数增多，便质稀薄，每天 3 ～ 5 次甚至 10 次以上，呈淡黄色，如蛋花汤样，或色褐而臭，可有少量黏液。

【伴发症状】

可伴有恶心、呕吐、腹痛、腹胀、发热、口渴等症状。

【推拿处方】

推上七节骨 500 次，补脾经 500 次，补大肠 500 次，清小肠 500 次，顺运内八卦 300 次，摩腹 3 分钟，揉板门 400 次。

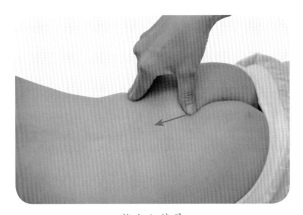

推上七节骨

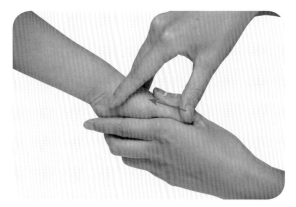

补脾经

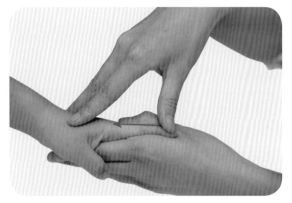

补大肠

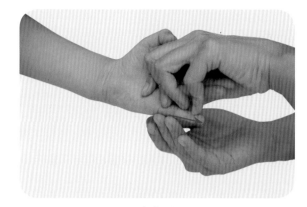

清小肠

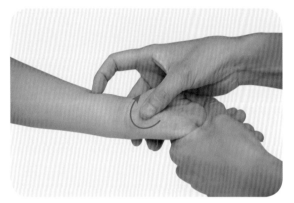

顺运内八卦

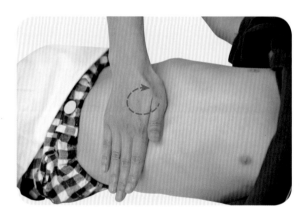

摩腹

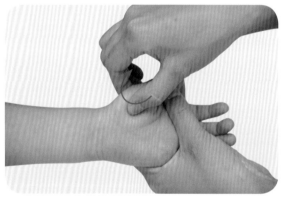

揉板门

【加减变化】

伴有腹痛、腹胀者，加揉中脘 300 次、揉一窝风 500 次、揉足三里 1 分钟；伴有粪质清稀、泡沫较多者，加揉一窝风 500 次、揉外劳宫 500 次；伴肛门灼热者，加清天河水 400 次、推箕门 400 次；带有奶瓣或不消化食物者，加揉中脘 2 分钟、推三关 200 次、捏脊 5～7 遍。

【主要护理要求】

1.喂养要定时定量，给予清淡、易消化的食物，不吃不洁的食物。

2.注意保护腹部，避免受凉，每次便后用温水洗净肛门，勤换尿布。

【注意事项】

1.对于腹泻伴有发热，并且腹泻次数较多（每天腹泻 10 次以上），大便呈水样的患者，一定要及时去医院就诊，以免耽误病情。

2.伴有感染因素者，可同时应用药物治疗。如出现脱水和中毒症状时，应及时静脉给药治疗。

二十六 | 慢性腹泻

慢性腹泻，以病程较长或反复发作、大便次数增多、粪质稀薄或含有大量不消化食物残渣为特征。一年四季均可发病，多见于两岁以上的小儿。

【主要表现和特点】

大便次数增多，便质稀薄或含有大量不消化食物残渣，病程较长或反复发作。

【伴发症状】

可伴有身体瘦弱、体倦乏力、面色萎黄等症状。

【推拿处方】

推上七节骨 500 次，补脾经 500 次，补大肠 500 次，顺运内八卦 300 次，摩腹 3 分钟，推三关 200 次，捏脊 5 ~ 7 遍。

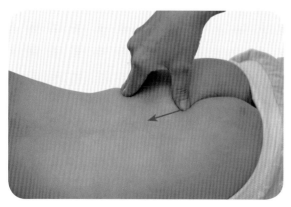

推上七节骨

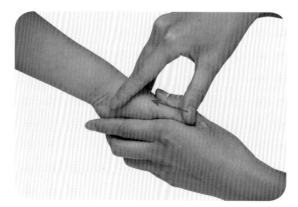

补脾经

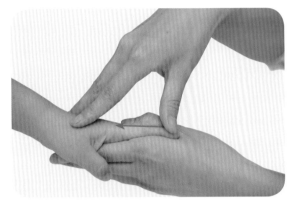

补大肠

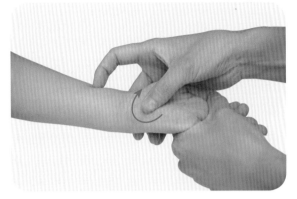

顺运内八卦

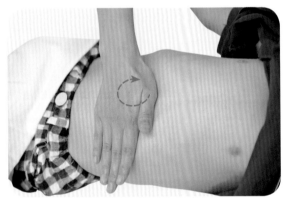

摩腹

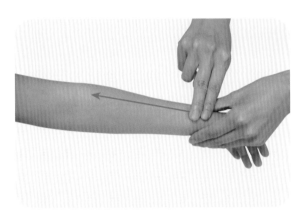

推三关

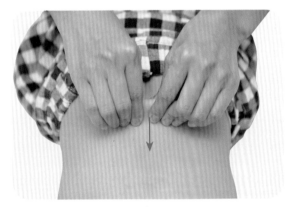

捏脊一

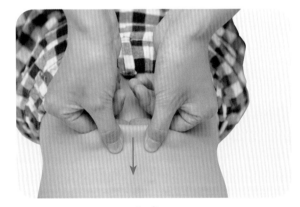

捏脊二

【主要护理要求】

1. 进食要定时定量，给予易消化的食物。

2. 注意保护腹部，避免受凉。

【注意事项】

1. 慢性腹泻的患儿常常伴有不同程度的贫血、营养不良等情况，所以治疗时应加以关注。

2. 慢性腹泻的患儿在症状消失后应继续巩固治疗数次，以加强疗效。

二十七 | 便秘

便秘是指大便干燥坚硬、秘结不通、排便次数减少、间隔时间延长，或虽便意频而排出困难的一种病症。本病在儿科中的发病率较高，一年四季均可发病。

【主要表现和特点】

大便秘结不通，排便时间延长，3 天以上排 1 次，或欲大便而艰涩不畅。

【伴发症状】

可伴有脘腹不适，胸部憋闷，食量减少，甚至脾气暴躁，哭闹不宁等。

【推拿处方】

揉天枢 1 分钟，按揉足三里 1 分钟，揉中脘 2 分钟，推下七节骨 500 次，顺运内八卦 500 次，揉膊阳池 5 分钟。

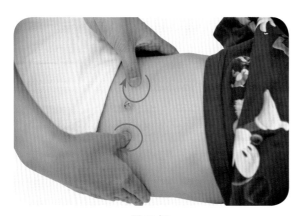

揉天枢

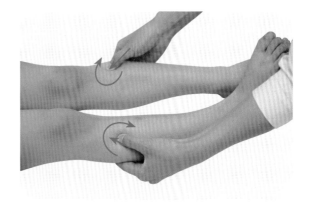

按揉足三里

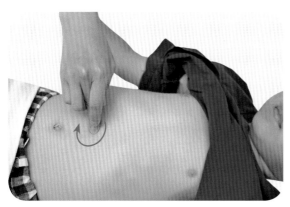

揉中脘

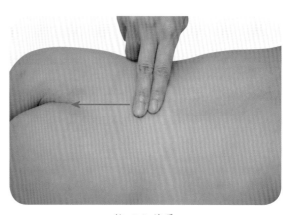

推下七节骨

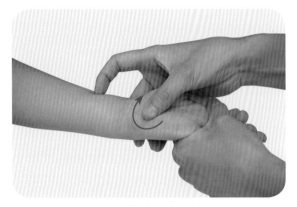
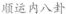

顺运内八卦

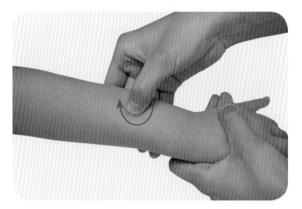

揉膊阳池

【加减变化】

伴有大便干结、舌红、苔黄、口臭、尿黄者，加清天河水500次、清肺经500次、清肝经300次；伴神疲乏力、形体消瘦、脘腹不适者，加补脾经500次、捏脊5～7遍。

【主要护理要求】

1.了解患儿的情况，针对病因采取措施，合理调配饮食，如改变饮食习惯，多食含粗纤维较多的食物，如粗粮、蔬菜等，可预防大便干燥。

2.生活要有规律，养成定时排便的习惯，要注意休息，消除紧张情绪。

3.如果大便数天未解，按摩后不能立即排便者，可先用开塞露，或用导泻液灌肠治疗，以缓解症状，再用按摩治疗。

【注意事项】

1.对便秘的治疗，不应一味地以通腑泻下为治疗大法，适当加以养阴之法，治疗效果会更好。

2.治疗便秘时，一定要配合良好的饮食习惯，这样才能真正治愈便秘，否则病情容易出现反复。

二十八　厌食

厌食是指患儿较长时期食欲不振，食量减少，甚则拒食为主要症状的一种病症。多见于1～6岁的儿童。城市儿童的发病率较高。

【主要表现和特点】

长期食欲不振，厌恶进食，食量明显少于同龄正常儿童。

【伴发症状】

面色少华，形体偏瘦，便秘或大便量多，便中含较多的不消化食物残渣，但精神尚好，无腹膨胀。

【推拿处方】

揉板门400次，顺运内八卦500次，补脾经500次，按揉足三里3分钟，分腹阴阳100次，捏脊10遍。

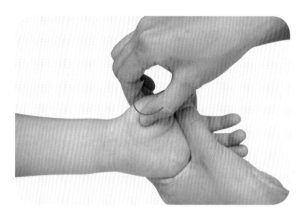

揉板门

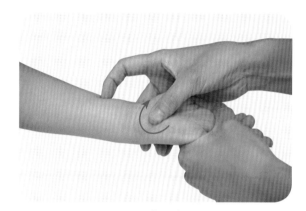

顺运内八卦

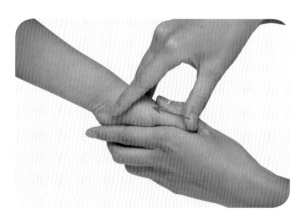

补脾经

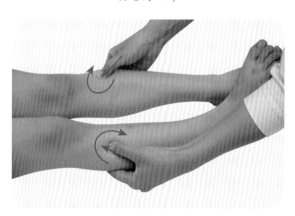

按揉足三里

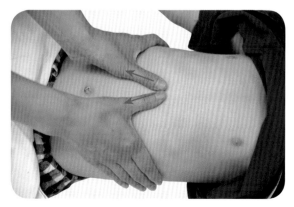

分腹阴阳

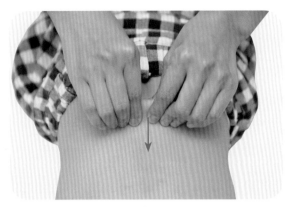
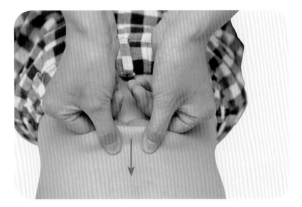

捏脊一   捏脊二

【加减变化】

伴面色少华、便秘者，加清胃经 500 次、掐揉四横纹 10 次、揉涌泉 50 次、揉上马 100 次、清天河水 200 次；伴有形体偏瘦、大便量多、便中含较多的不消化食物残渣、唇舌色淡者，加推三关 500 次、揉外劳宫 2 分钟。

【主要护理要求】

1. 运用正确合理的喂养方法，起居有时，饮食有节，纠正不良的饮食习惯，饭前勿食其他食物，夏季勿贪凉饮冷。根据不同的年龄给予富含营养、易于消化、品种多样的食品。母乳喂养的小儿 4 个月后应逐步添加辅食。

2. 遵照"胃以喜为补"的原则，先从小儿喜欢的食物着手，来诱导开胃，暂时不要考虑营养价值，待其食欲增进后，再按营养的需要供给食物。

【注意事项】

患儿出现食欲不振症状时，要及时查明原因，采取针对性的治疗措施。对于病后胃气刚刚恢复者，要逐渐增加饮食，切勿暴饮暴食而致脾胃复伤。

二十九 | 腹痛

腹痛是以腹部胃脘以下、脐的两旁及耻骨以上部位发生疼痛为主要症状的一种病症。事实上，腹痛是多种病症中的一种症状，是儿科常见病，一年四季均可发生。

【主要表现和特点】

腹部胃脘以下、脐的两旁及耻骨以上部位发生疼痛。

【伴发症状】

可伴有腹胀、肠鸣、腹泻、便秘、嗳气等症状。

【推拿处方】

按揉内关 1 分钟，补脾经 300 次，按揉足三里 1 分钟，摩腹 3 分钟，顺运内八卦 600 次，揉一窝风 300 次，拿肚角 5 ～ 7 次。

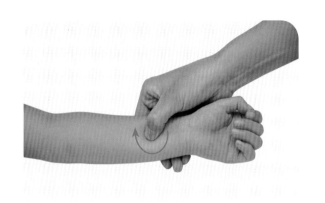

按揉内关

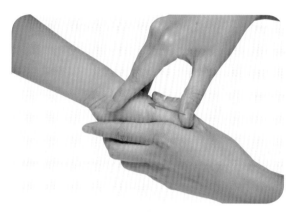

补脾经

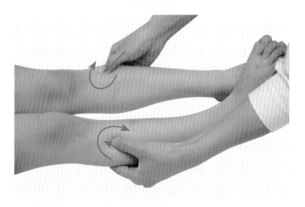

按揉足三里

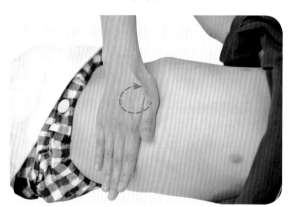

摩腹

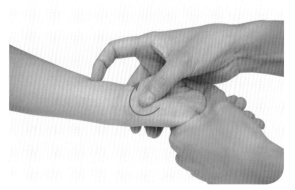

顺运内八卦

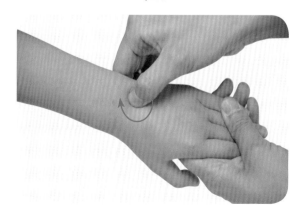

揉一窝风

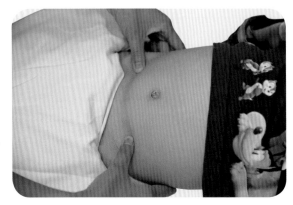

拿肚角

【加减变化】

腹痛伴有腹胀者，加分手阴阳 300 次、分腹阴阳 100 次；伴腹泻者，加补大肠 500 次、推三关 300 次、捏脊 5 ～ 7 遍；伴便秘者，加揉上马 500 次、揉膊阳池 5 分钟。

【主要护理要求】

患儿要注意腹部保暖，避风寒，饮食有节，勿暴饮暴食及过食生冷等。

【注意事项】

1.在治疗腹痛时，一定要先鉴别是否属于急腹症所致的疼痛。若腹痛较剧烈，伴有面色苍白、冷汗淋漓、四肢发凉等症状时，应考虑急腹症，建议马上到医院就诊，以确保患儿的安全。

2.推拿疗法对食积腹痛疗效明显，对其他原因所致的腹痛疗效尽管也比较好，但考虑到急腹症及某些器质性病变所产生的疼痛中，有些不宜推拿治疗，所以应慎重。

三十 积滞

积滞是指患儿内伤乳食，停聚中焦，积而不化，气滞不行所形成的一种胃肠疾患。以不思乳食、食而不化、腹部胀满、大便不调等为特征。夏、秋季节暑湿当令之时发病率较高。

【主要表现和特点】

不思乳食，食而不化，脘腹胀满，嗳气酸腐，大便不调等。

【伴发症状】

可伴有烦躁不安，夜间哭闹或呕吐，大便溏薄或秘结、酸臭等症。

【推拿处方】

补脾经 300 次，清天河水 300 次，退六腑 200 次，清肝经 400 次，揉板门 500 次，顺运内八卦 500 次，按揉足三里 2 分钟，分腹阴阳 100 次，捏脊 10 遍。

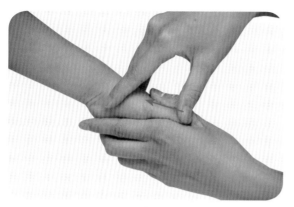

补脾经

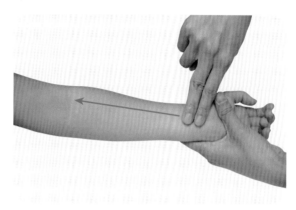

清天河水

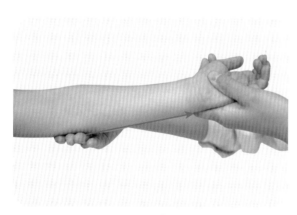

退六腑

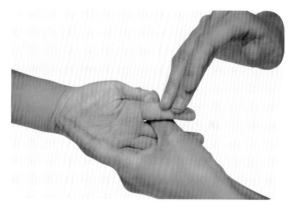

清肝经

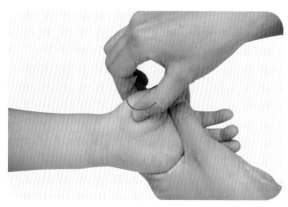

揉板门

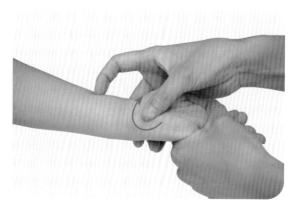

顺运内八卦

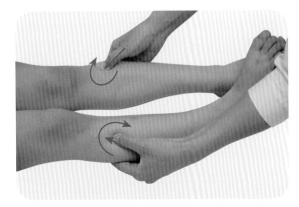

按揉足三里

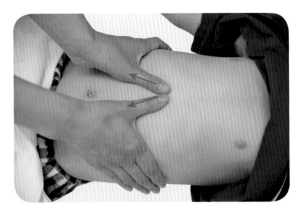

分腹阴阳

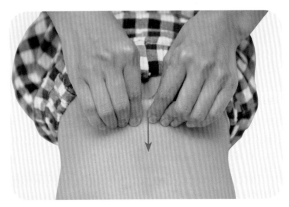

捏脊一

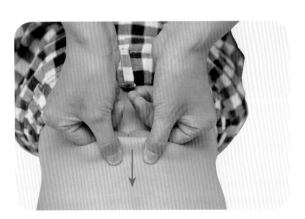

捏脊二

【加减变化】

伴呕吐酸馊乳食者，加清胃经 400 次、揉中脘 400 次；伴面色萎黄、困倦无力、大便溏薄者，加摩腹 3 分钟、补大肠 500 次、推三关 500 次；伴大便秘结者，加揉膊阳池 5 分钟、揉上马 3 分钟、揉涌泉 3 分钟。

【主要护理要求】

纠正喂养方法，改变患儿挑食、偏食、吃零食的不良习惯，注意营养，及时添加辅助食品。

【注意事项】

1. 积滞患儿应尽早加以治疗，否则可因迁延失治，进一步损伤脾胃，日久转化为疳证。

2. 如因慢性疾病引起者，应积极查找原因，对症治疗。

三十一 疳证

疳证是指由于喂养不当，或因多种疾病的影响，使脾胃受损，气液耗伤而致全身虚弱羸瘦、面黄发枯的儿童常见慢性病症。

【主要表现和特点】

形体消瘦，精神不振，皮下脂肪减少，肌肉松弛，肤色淡白无光泽，毛发枯黄，大便或泻或秘，腹大拒按。

【伴发症状】

可伴有好发脾气、烦躁易怒、喜揉眉擦眼、吮指磨牙等症状。

【推拿处方】

补脾经 800 次，补肾经 500 次，揉板门 500 次，顺运内八卦 600 次，按揉足三里 3 分钟，推四横纹 200 次，捏脊 10 遍。

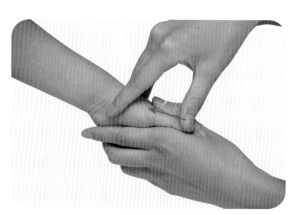

补脾经

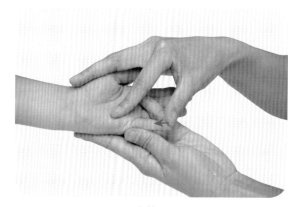

补肾经

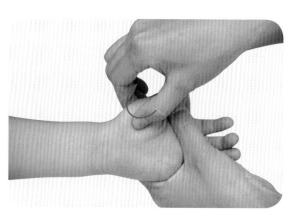

揉板门

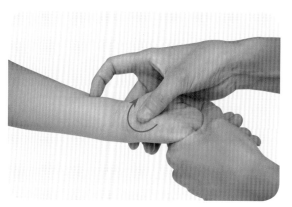

顺运内八卦

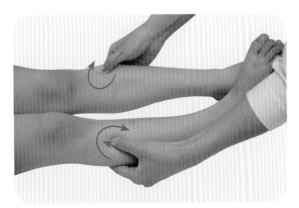

按揉足三里

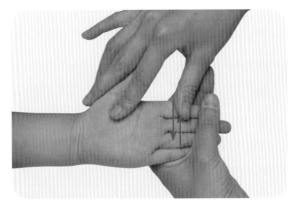

推四横纹

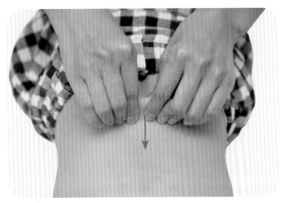

捏脊一

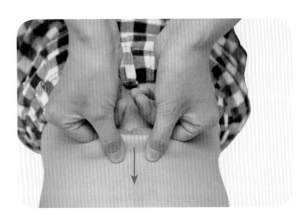

捏脊二

【加减变化】

伴有肚腹膨胀者，加摩腹 5 分钟；伴有好发脾气、烦躁易怒者，加清肝经 500 次、清心经 300 次；伴有两目干涩、喜揉眉擦眼者，加揉丝竹空 20 次、揉睛明 20 次、揉瞳子髎 20 次；伴口舌生疮、五心烦热者，加清天河水 500 次、退六腑 300 次；伴全身或周身浮肿者，加揉脾俞 2 分钟、揉胃俞 2 分钟、揉肾俞 2 分钟、清小肠 400 次。

【主要护理要求】

1. 纠正喂养方法，改变患儿挑食、偏食、吃零食的不良习惯，尽可能给予母乳喂养，注意营养，及时添加辅助食品。

2. 可内服益气健脾和胃的中药，补充各种维生素。

【注意事项】

1. 如因慢性疾病引起者，应积极查找原因，对症治疗。

2. 注意病情变化，当出现贫血、各种维生素缺乏症等表现时，应针对不同的病症加以治疗。

三十二 营养不良性贫血

营养不良性贫血是由于后天失调，气血生化乏源而致的气血虚弱性疾病。多见于两岁以内的小儿。

【主要表现和特点】

轻度贫血，仅皮肤、黏膜稍苍白而无自觉症状；重度贫血，可出现食欲不振、头昏乏力、精神烦躁、体重不增、心率增快等症。

【伴发症状】

水肿，皮肤有出血点，肝脾肿大，口腔炎，舌光无苔。

【推拿处方】

补脾经 200 次，补肾经 300 次，揉板门 300 次，顺运内八卦 300 次，按揉足三里 1 分钟，捏脊 5 遍。

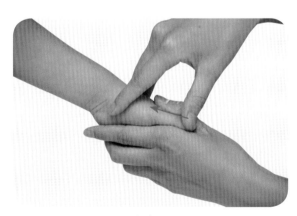

补脾经

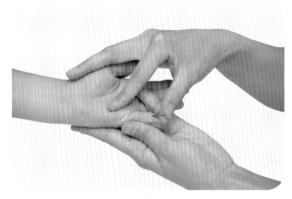

补肾经

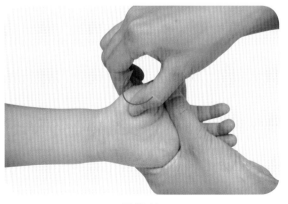

揉板门

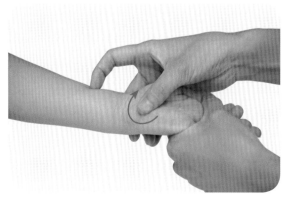

顺运内八卦

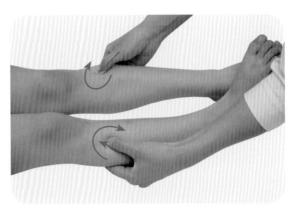

按揉足三里

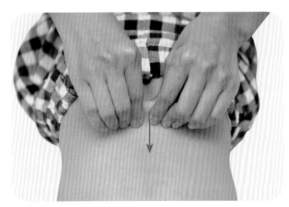

捏脊一

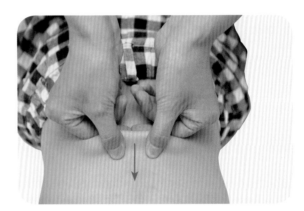

捏脊二

【加减变化】

伴水肿、皮肤有出血点、肝脾肿大者，加揉肾顶100次、清小肠500次、推箕门300次；伴口腔炎、舌光无苔者，加补胃经500次、揉小天心2分钟、揉上马300次、揉涌泉300次。

【主要护理要求】

1. 贫血患儿要预防外感，应随气候变化及时增减衣服。

2. 婴幼儿生长发育较快，对营养的需求也较高，应及时添加营养价值高的辅食。多食用易消化、富有营养、含铁丰富且铁吸收率高的食品。

3. 平时要适当加强运动，促进消化和吸收。重度贫血患儿应避免剧烈运动，注意休息。

【注意事项】

推拿疗法治疗营养不良性贫血疗效显著，应及早加以干预，否则可能会因此而引发其他疾病。

三十三 小儿麻痹症

小儿麻痹症又称脊髓灰质炎后遗症，是由脊髓灰质炎病毒引起的一种急性传染病。临床表现主要有发热、咽痛和肢体疼痛，部分患者可发生弛缓性麻痹。其主要病变在脊髓灰质，损害严重者后期可有瘫痪、肌肉萎缩、骨骼畸形等后遗症。

【主要表现和特点】

肢体瘫痪，痿软无力，肌肉萎缩，骨骼畸形，不能随意活动。

【伴发症状】

可伴有肢体疼痛、麻木等症状。

【推拿处方】

清胃经 500 次，补脾经 800 次，补肾经 500 次，揉板门 300 次，顺运内八卦 300 次，清肝经 300 次，揉中脘 2 分钟，按揉足三里 3 分钟，捏脊 10 遍。配合按摩四肢局部，重点按摩四肢局部所分布的针灸穴位，时间 30 分钟左右。

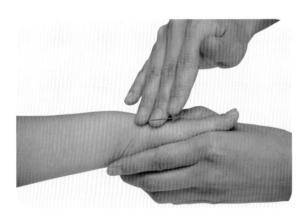

清胃经

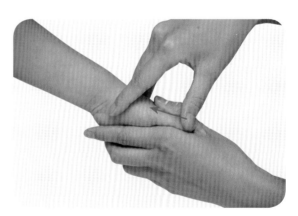

补脾经

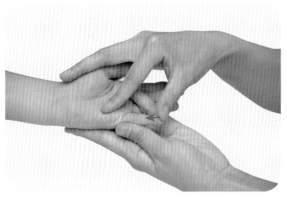

补肾经

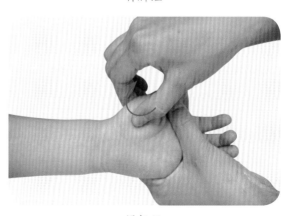

揉板门

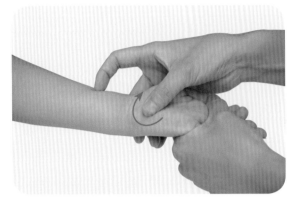

顺运内八卦

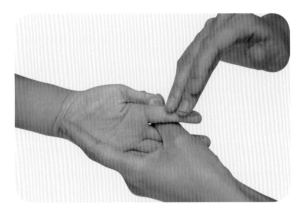

清肝经

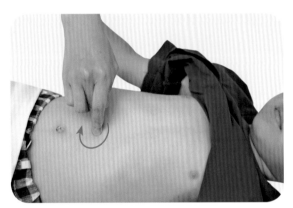

揉中脘

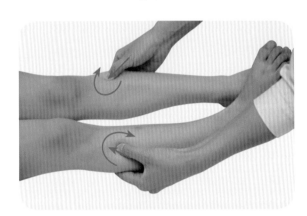

按揉足三里

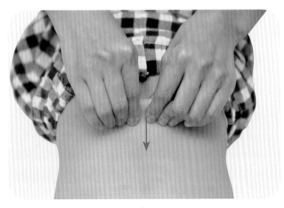

捏脊一

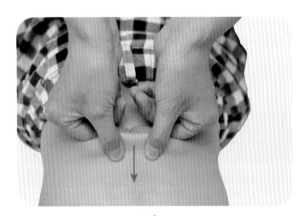

捏脊二

【加减变化】

伴咳嗽流涕、发热、咽喉肿痛者，加开天门3分钟、推坎宫3分钟、揉太阳3分钟、揉耳后高骨3分钟、清肺经300次、清天河水200次、退六腑100次、揉上马200次；伴肢体疼痛者，可以重揉百虫、委中、后承山、解溪等穴位。

【主要护理要求】

1.患儿应多吃易消化又富有营养的食品。

2.在按摩的同时，应在医生的指导下，有目的地进行功能锻炼，持之以恒。按摩对增强肌肉力量、防止肌肉萎缩、矫正畸形均有重要的作用。同时，还应加强健肢及全身的锻炼。

【注意事项】

1.按摩时，手法要柔和，用力要适度。对关节畸形者，禁止使用暴力，以免造成不必要的损伤。

2.及早治疗，有利于肢体功能的恢复。

三十四 脑性瘫痪

脑性瘫痪简称脑瘫，指出生前到生后1个月内各种原因所引起的脑损伤或发育缺陷所致的运动障碍及姿势异常，可伴有智力低下、惊厥、听觉或视觉障碍及学习困难等。具有早产、低出生体重、出生窒息、多胎、母亲高龄等特征者，脑瘫的患病率较高。

【主要表现和特点】

主要表现为中枢性瘫痪，可以表现为软瘫，也可以表现为硬瘫（痉挛性瘫痪）。瘫痪的表现可有多种情况，如四肢瘫痪，或一侧上下肢瘫痪，上肢一般较下肢重，发生于右侧者多于左侧，或两下肢瘫痪，或一个肢体瘫痪等。轻症患儿仅表现为下肢轻度瘫痪，走路步态不稳，两手动作笨拙，也可伴有智力、语言等发育障碍。

【推拿处方】

清胃经500次，补脾经800次，补肾经500次，揉板门300次，顺运内八卦300次，拿肩井10次，捏脊10遍，揉肾俞1分钟，揉命门1分钟。配合按摩四肢局部，重点按摩四肢局部所分布的针灸穴位，如上肢揉合谷、尺泽、曲池、手三里、列缺等穴；下肢揉百虫、委中、后承山、解溪等穴，时间30～50分钟。

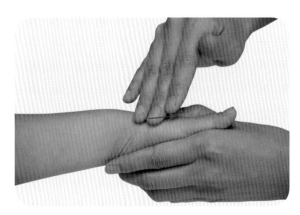

清胃经

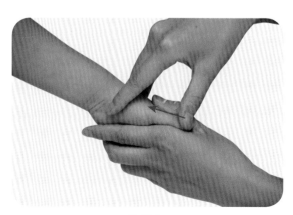

补脾经

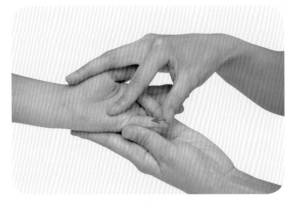

补肾经

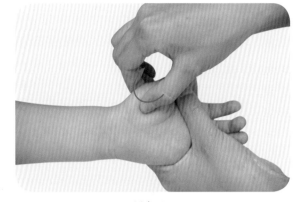

揉板门

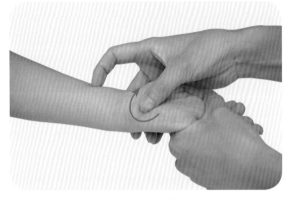

顺运内八卦

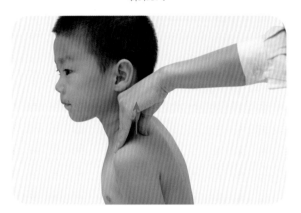

拿肩井

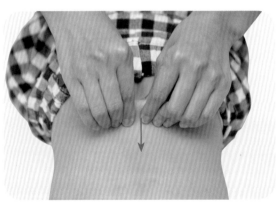

捏脊一

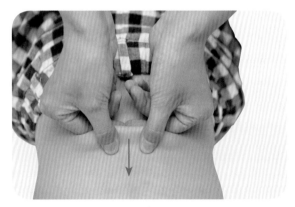

捏脊二

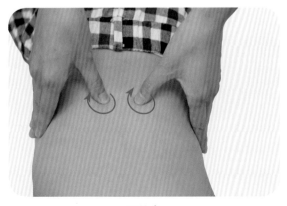

揉肾俞

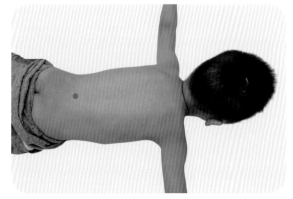

命门

【主要护理要求】

1. 要加强护理，对患儿要给予易消化、富有营养的食物。

2. 让患儿进行合理的功能锻炼，如日常生活的动作训练、语言训练和预防肌肉痉挛的措施等。

3. 脑性瘫痪的小儿，身体的抵抗力大都低下，要避免接触患有传染病和急性感染性疾病的人。

【注意事项】

1. 此病应尽早采用中医针灸、推拿以及现代康复等方法治疗，可以明显改善或解除症状。

2. 治疗的时机越早越好，一般两岁以后再加以治疗，其治疗效果会明显减缓。

三十五 面瘫

面瘫又称面神经麻痹，是面神经受损而致面部肌肉运动障碍的一种病症。一般多在清晨醒来时发现面瘫症状。

【主要表现和特点】

发病突然，患儿多在睡觉醒来时发现一侧眼睛不能闭合，嘴㖞向一侧，不能漱口，面部肿胀或有牵掣感，耳下或乳突部常有疼痛感觉，患侧面部表情消失，鼻唇沟变浅或㖞斜，说话漏风，口角流涎，进食时食物常停留在患侧齿颊之间。

【推拿处方】

揉攒竹 1 分钟，揉阳白 1 分钟，揉四白 1 分钟，揉颧髎 1 分钟，揉颊车 2 分钟，揉迎香 2 分钟，揉地仓 2 分钟，揉承浆 2 分钟，拿风池 10 次，捣小天心 500 次。用大鱼际揉患侧面部约 5 分钟，最后用手掌面贴在双侧面部，反复做上下舒适的搓动数十次。

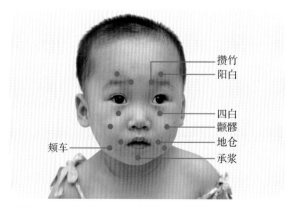

攒竹、阳白、四白、颧髎、颊车、地仓、承浆

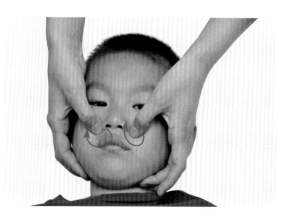

揉迎香

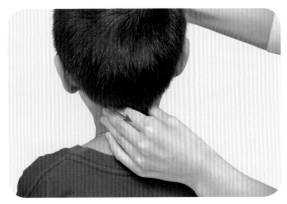

拿风池

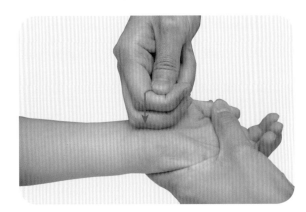

捣小天心

【主要护理要求】

1. 患儿在按摩期间不要过度劳累，避免吹风受凉，不要用冷水洗脸。

2. 平时患儿应适当进行体育锻炼，增强身体抵抗力。

【注意事项】

1. 在发病的早期，宜用轻手法治疗。

2. 按摩治疗时，以患侧为主，但健侧面部也应同时操作，这样可以加快治愈，但健侧手法宜轻，患侧宜重。

三十六 进行性肌营养不良

进行性肌营养不良是一种遗传性骨骼肌肉退行性变性疾病。有家族发病史，多属隐性遗传。多数情况下女性遗传，男性发病。一般在 3 岁左右或稍大时发现症状，主要表现为步态不稳，呈"鸭步行走"。

【主要表现和特点】

患儿走路步态不稳，上半身向左右摆动，呈"鸭子步"，容易跌倒，爬楼梯困难。患儿由仰卧位爬起到站立时，先转为俯卧位，用双手支起上半身呈爬跪姿势，继而两膝伸直，以双手双腿共同支持躯体，然后两手依次扶其膝盖，逐步上移至大腿而站起，呈特殊的起立姿势。

【伴发症状】

同时出现发热、口渴咽干、面色萎黄、腰膝酸软等症状。

【推拿处方】

补脾经 800 次，补肾经 500 次，揉上马 500 次，顺运内八卦 500 次，按揉足三里 3 分钟，揉解溪 2 分钟，揉委中 2 分钟，拿后承山 10 次，按揉三阴交 2 分钟，捏脊 10 遍。

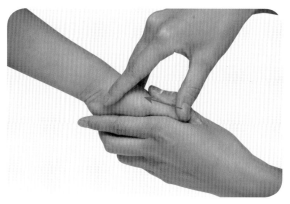

补脾经

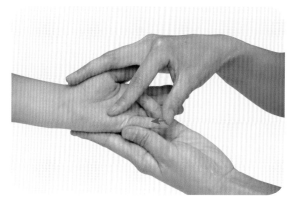

补肾经

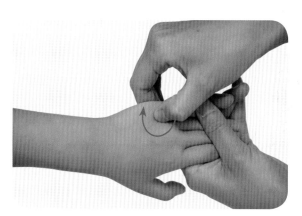

揉上马

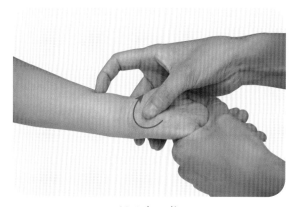

顺运内八卦

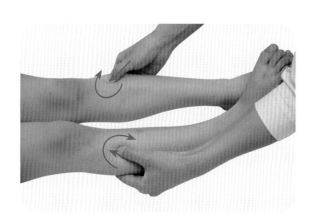

按揉足三里

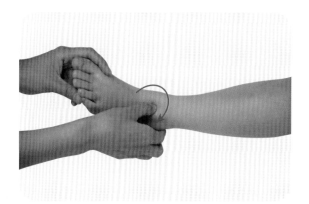

揉解溪

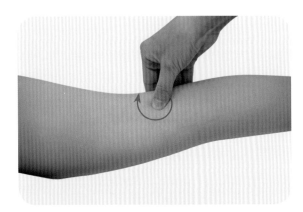

揉委中

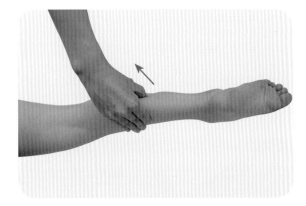

拿后承山

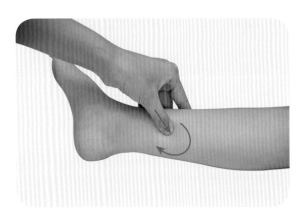

按揉三阴交

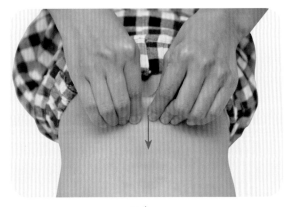

捏脊一

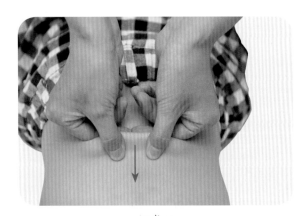

捏脊二

【加减变化】

伴发热、口渴咽干者，加清肺经 500 次、清天河水 400 次、退六腑 100 次、分手阴阳 300 次；伴面色萎黄、腰膝酸软者，加推三关 500 次、揉肾顶 3 分钟、揉中脘 1 分钟、揉肾俞 1 分钟、揉命门 1 分钟。

【主要护理要求】

1. 平时应加强饮食营养，但体重不宜增加太多，否则不利于活动。

2. 积极预防和及时治疗呼吸道感染等多种疾病。

3. 尽量多活动，避免病情恶化。

【注意事项】

1. 此病应尽早采用中医针灸、推拿等方法治疗，可以明显缓解症状，延长生存期。

2. 对于长期卧床的患儿，应特别注意避免发生褥疮。

3. 对有家族病史者，应尽量避免生育。